為什麼一口接一口停不了？

揭開零食成癮的真相

ポテチを異常に食べる人たち

幕內秀夫 著　游韻馨 譯

序

話說撰寫本書的源起，來自於某位會在半夜一個人吃光兩、三包洋芋片的女性。她來找我尋求協助時說：「每次一吃完零食，心中就充滿了罪惡感，我真的覺得好痛苦，可是我也無法戒掉吃零食的習慣。」聽完她的自述，我心中一凜，忽然驚覺：「照理說會有這樣的患者出現是『必然』的結果，但為什麼一直以來我卻沒發現『零食成癮』的問題呢？」

從以前我就一直呼籲各界要注意現代人容易上癮的食品，提倡疾病不上身的健康飲食法，但我發現自己太小看袋裝零食的威力。我知道零食的銷路很好，可是從來不認為它跟酒類、香菸、咖啡、和菓子饅頭（澱粉類甜食）與巧克力一樣，都是會讓人上癮的食品。

一般民眾對於零食的看法就是「吃太多會發胖」，大多只注意到它的高熱量，但從病理角度切入，認為零食有「成癮」之虞的人，我相信就連飲食專家也寥寥可數。

這個現況突顯了兩個令人恐懼的事實，第一個是在不認為零食會「成癮」的狀況下每天食用，久而久之一定會導致身心崩潰；第二個則是零食與酒類、香菸、咖啡和巧克力不同，父母不認為「不能給孩子吃」，因此從嬰兒或幼兒期開始，就經常讓孩子食用。

過去曾有一支很有名的零食廣告，它的廣告標語「一口接一口，美味停不住」至今依舊令人印象深刻。就連我也「一口接一口」，拿零食的手「完全停不住」，即使發現自己這麼愛吃也不覺得有多嚴重，認為「這沒什麼大不了」。但是，從一出生就接觸袋裝零食的小孩在長大之後，卻陸續出現不能再用「這沒什麼大不了」的心態來面對的現代危機。從袋裝零食在超市與便利商店大為熱銷的現狀來看，「零食上癮症」未來將愈演愈烈，不久之後一定會成為無法忽視的嚴重問題。我無意將袋裝零食譬喻為「毒藥」，但一定要在此危急時刻緊急提出不傷害性命的「共存之道」。

提出如此宣言的我，是一位管理營養師，長期指導疾病患者正確的飲食方式。在諮詢室中，我接觸到各式各樣的疾病患者，包括目前最受注目的「代謝症候群」患者，以及罹患糖尿病或癌症、性命危在旦夕的病患。最近相當風行的「食育」運動，不斷灌輸人們「攝取身體必需營養素」與「飲食均衡」等健康概念，但告訴患者這些概念完全沒有任何意義，因為這些患者早就知道「吃太多油膩食物與甜食有害健康」。

我自己以前也有一段時間只依循理論、照本宣科地指導病患飲食。告訴病患：「你生的病不能吃這類食品，所以從現在開始都不能吃，要多吃一些能幫助你恢復健康的食物。」不過，不管我如何耳提面命，禁止病患吃甜食，病患還是會偷偷吃和菓子饅頭。而且病患在忍不住衝動偷吃之後一定會感到十分沮喪，認為自己「加速了邁向死亡的腳步」。另一方面，雖然有些人擁有堅強的意志力，可以立刻戒除喜歡吃的食物，但也不能因為這樣就掉以輕心。隨著時間過去，有些病患卻愈來愈憂鬱，從結果來看，連我也搞不清楚到底哪一種做法才能提升病患的治癒力。

在逐漸累積臨床經驗之後，我發現每個人都有一、兩個「明知不好卻戒不掉」的嗜好，想要維持身心健康，與其完全斷絕，不如找出和平共存的相處之道，才是聰明的做法。從此之後，我在指導病患飲食時，一定會先詢問病患是否有抽菸、喝酒、喝咖啡或吃澱粉類甜食與巧克力的習慣；如果有，還要進一步掌握上癮程度大概如何。了解這些細節之後，我才會建議病患如何在維持既有習慣的生活型態下，恢復健康的身心狀態。

不過，我剛剛所說的是針對「已經成癮的病患」。由於職業的關係，我看過太多因為癌症或糖尿病等疾病失去生命的例子，因此應盡量不吃會導致生活習慣病的食品，才是維持健康的最大前提。不要模仿歐美的飲食習慣，我之所以積極遊說幼稚園、托兒所、學校營養午餐與企業，採用適合日本風土與日本人體質的飲食內容，也是這個原因。今後我將積極呼籲社會大眾，正視袋裝零食的危機。

本書並不堅持「一定要戒掉袋裝零食」的立場，而是從零食成癮的原因、怎麼做才能避免陷入「最糟狀態」等方面進行宣導。有了深刻認知之後，才能找到令人愉快與最適合現狀的共處之道，這就是我最大的心願。

3

抒解壓力的功效等同於「毒品」

4 無法忌口的危機隱藏在窈窕曲線中

5

如何才能遠離「洋芋片成癮症」?

6

孩子的健康與味覺危機重重！

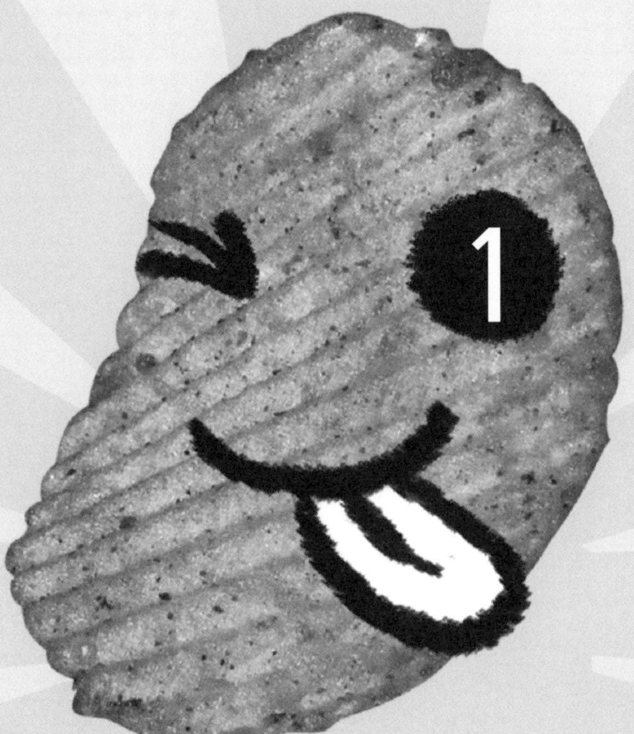

「一到深夜就想猛灌洋芋片」

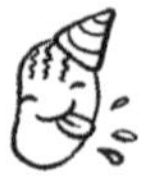

想戒卻戒不掉！

且容我將主角稱為Ｋ小姐（住在東京都的二十八歲粉領族），她是一位個子嬌小，很適合穿紅色高跟鞋的美女。Ｋ小姐閱讀過我的另一本拙作《半夜吃巧克力的女孩們》（講談社）後，於去年夏天主動打電話給我。那本書的重點主要在呼籲各界，現代女性以吃巧克力來釋放壓力的飲食習慣，是引發婦科疾病的重要成因，這個問題與每位女性息息相關，不容小覷。不過，Ｋ小姐不喜歡吃巧克力，讓她吃上癮的是洋芋片，也就是小孩子最喜歡吃的「袋裝洋芋片」。

詳細詢問她的狀況之後，我感到相當驚訝，她嗜吃洋芋片的嚴重性已經到了酒精上癮或抽菸成癮的程度。我知道大多數人都喜歡吃洋芋片，但這是我第一次發現，竟然會有人因為吃洋芋片吃到上癮，無法戒除，進而影響到日常生活並因此感到痛苦。在Ｋ小姐的同意之下，接下來我將詳細介紹她的成癮症狀。

「下班回家之後，一到半夜我就想吃洋芋片。公司的工作相當繁重，每次下班回家都已經晚上十點多，我都會順路到半夜還沒關門的超市買袋裝零食當晚餐吃。我喜歡吃洋芋片類的袋裝零食，搭配牛奶一起吃真的是天堂般的享受。而且我知道只吃一

包一定不過癮，可是如果要買好幾包，又覺得一個成年人在同一家店買兩包太丟臉了。看看店裡的其他顧客，連一個人來買東西的男性顧客，購物籃裡放的也都是現成的家常菜。我好擔心店員會取笑我是『洋芋片姐』，也很怕不久之後我一個人買好幾包洋芋片的事情會傳開來，所以我都會跑好幾家超市，買齊兩、三包。我現在最喜歡吃的是濃郁起士口味的洋芋片。我真的很喜歡吃洋芋片，而且只要一看到包裝，憑直覺就知道『這包好不好吃』。」

哎呀呀！我真的是無言以對。K小姐為了買洋芋片而表現出的躲躲藏藏、驚險刺激的模樣，跟男人買「黃色書刊」的反應完全一模一樣。男人也會覺得在同一家店買三本黃色書刊太丟臉了，所以都會跑好幾家書店……從這一點來看，行為模式還真的是一樣！半夜去超市買東西，購物籃裡放的不是洋蔥，而是洋芋片與牛奶，這樣的行為會讓自己覺得丟臉，是因為自己不希望被貼上「晚上只有洋芋片相伴的寂寞女人」的標籤。

深夜營業的超市裡有許多剛下班的男性顧客，K小姐在意的是這些男性的眼光。而且一般來說，男性顧客的購物籃裡放的大多是啤酒、炸雞與毛豆等下酒菜，頂多再加上一包零食。老實說，就連我自己也沒遇過只買零食的男性顧客。話說回來，一個男人在大半夜去買啤酒，一般人不會覺得奇怪，但如果是女性去買洋芋片，就會讓人印象深刻。或許是女性比較希望在別人眼中保持完美形象，很在意他人目光——「不希望別人認為自己很寂寞」、「擔心自己的行為會讓別人覺得隨便」——我能理解這樣的心情。

大腦釋出的「不明」愉悅感

K小姐興高采烈地描述自己吃洋芋片的情景，也看得我瞠目結舌。

「每次一吃洋芋片，牙齒咬下的瞬間，我就會感受到大腦分泌出『某種物質』的感覺……這是一種前所未有的、其他地方找不到的幸福感。一吃下去就有一種酥麻、飄飄然的感覺……以一句話來形容就是『心情的愉悅感勝過味覺的享受』，會讓人不知道今夕是何夕。從在店裡買到洋芋片的那一刻起，心情就開始興奮激昂，很想趕快打開來吃，有時候甚至等不及回到家，在路上就吃了起來。而且只要打開就要吃完。有時候我也會想『今天吃半包就好』，將剩下的半包用膠帶封起來之後，還是會忍不住打開吃完。

要是在工作上遇到討厭的事情，我就會吃得特別厲害。一回到家，管他是不是半夜，就會很想要像喝水一樣……將零食灌進嘴裡……打開包裝就將袋口放在嘴邊仰頭猛灌，這種粗魯的模樣我絕對不能讓別人看到。那個時候的我就像是變了一個人似的（苦笑）。」

K小姐的狀態簡直就跟戒毒時的戒斷反應一樣！雖然我個人不吃洋芋片，但喜歡每天喝點啤酒配烤米果、喝冰咖啡與抽菸。如果要我一個禮拜不抽菸，我一定會雙手發抖，還會撿路邊的菸蒂來抽。K小姐對於洋芋片也有相同的反應。此外，K小姐不喜歡喝酒、不抽菸，也不吃甜食與喝咖啡。換句話說，她只對洋芋片成癮！在嗜吃洋芋片的零食上癮族中可算是重症案例。

根據她的描述，她是在高中時發現自己愛吃洋芋片。K小姐從小生長在注重三餐，幾乎不買任何零食的家庭裡，上了高中零用錢變多之後，就開始瞞著家人偷偷買零食來吃。只要一發現有賣家庭號洋芋片的店家，不管那家店有多遠她也一定會跑去買，隨時都藏了好幾包洋芋片在自己的房間裡。就這樣養成了獨自一人從傍晚吃袋裝零食到半夜的飲食習慣。而且吃零食時還要偷偷摸摸，因為如果被父母發現一定會被罵，在這種緊張刺激的環境中偷吃零食，更能盡情享受零食帶來的「愉悅感」。

「我一下子就上癮了，開始偷吃零食一、兩年之後，每次吃完晚餐就想趕快躲回房間去，滿腦子都是洋芋片，根本不想跟家人聚在一起聊天……即使吃了兩包比自己的臉大兩圈的家庭號洋芋片，還是感到不滿足。上大學之後好不容易清醒過來，覺得再這樣下去真的就毀了，還規定自己『一個月不吃洋芋片』，沒想到才過了一個月零一天，我立刻開了洋芋片來吃，完全停不下來，吃的量還是過去的好幾倍。從此之後，我再也不強迫自己戒掉洋芋片了。」

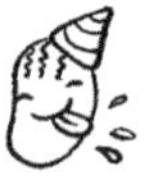

吃完後比吃之前更難受

雖說再也不強迫自己戒掉洋芋片，K小姐也不能隨心所欲，想吃就吃。

「出社會又自己搬出來住之後，我再也不用瞞著家人，可以放心吃零食了，正因為如此，吃零食的狀況愈來愈嚴重。再加上我每個月都有領薪水，在不用擔心錢不夠的情形下，我每次都會買一大堆洋芋片，於是吃的量又變更多了。既然可以大吃特吃，當然要盡情享受才行，為了這一點有時候我還特地不吃晚餐，保持飢餓狀態，然後在半夜吃個過癮。

每次一到下班時間我就坐立難安，總覺得靜不下心來。如果當天遇到討厭的事情，煩躁的情緒就會變得相當嚴重，食量也會變大。我不喝酒，所以我不知道喝酒的人是怎麼想的，但我從客觀的角度來看，喝悶酒跟我嗜吃洋芋片的心情或許是相同的。

話說回來，原本我打算以吃零食的方式釋放壓力，吃完之後心情卻沒有因此變得舒暢……反而讓我產生強烈的罪惡感。我並不認為洋芋片是對身體有益的食物，所以吃完之後反而一直責備自己是個大笨蛋，太愚蠢了！這種自我厭惡的感覺，以及違背道德而產生的歉疚感讓我愈來愈憂鬱，而且備感壓力。我打從心底敬佩那些不吃袋裝零食也能正常過日子的人。」

雖然K小姐以喝悶酒來形容自己嗜吃洋芋片的行為，但如果以我這個會喝酒的人來說的話，我認為她的狀況早已超越喝悶酒的程度。說穿了，就跟酗酒一樣嚴重。聽了K小姐分享自己的經驗之後，我發現她目前的狀況充滿了無法克制的強迫欲望、失去自制力、自我厭惡與罪惡感……我可以肯定，她已經罹患了洋芋片成癮症。酒類、香菸、咖啡與巧克力等嗜好品由於含有具藥理作用的物質，因此一般人都知道過量會上癮，但連我自己也沒想到洋芋片竟然也會成癮。

Ｋ小姐的案例中最讓我感興趣的部分是，盡情吃洋芋片的結果，非但沒有釋放壓力，反而又產生新的壓力，她所說的「罪惡感」就是最好的佐證。

聽說Ｋ小姐的職場裡也有一位無法戒除巧克力的女同事，實惠的超值包巧克力她一下子就吃完了。不過，她與Ｋ小姐最大的不同，就是她在吃巧克力的過程中一直表現出很好吃的樣子，看起來很愉快。Ｋ小姐一直對這一點感到不可思議，但我大致可以理解這個原因。

Ｋ小姐屬於用功念書的模範生類型，她媽媽從小就教育她「垃圾食物是身體的毒藥」。人類的大腦有一種「反抗機制」，對於愈是被嚴格限制的東西，愈會產生想要的欲望，Ｋ小姐就是如此。偏偏她的內心深處已經有「不該吃垃圾食物」的觀念，因此就算她再怎麼吃洋芋片，也無法感到好吃。雖說她在剛開始搬出來住時，對於可以「放心吃零食」這件事感到很開心，但事實上她每吃一口就在心裡向老天爺懺悔，根本沒有享受的感覺。

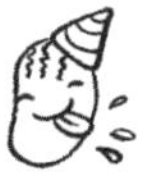

性生活與洋芋片，何者讓妳感到幸福？

有洋芋片成癮煩惱的K小姐，是一位去年才剛結婚的新婚太太。

「與老公一起生活之後，晚餐都很正常吃，婚姻生活也很順利，我感到非常幸福。不過因為如此，我不能想吃就吃洋芋片，偶爾會覺得很不自由。雖然我老公不禁止我吃洋芋片，但我心裡很明白袋裝零食不是健康的食品，所以我會盡可能避免在老公面前吃。我現在只要知道老公當天會晚回家，就會三步併兩步地跑到便利商店去買洋芋片回來，然後——大吃特吃，那一刻真的是太幸福了！吃完後為了湮滅證據，我還會打開通風扇消除味道，更將空零食袋藏在垃圾桶裡，讓老公看不出來。然後再裝成晚上還沒吃的樣子，與老公一起吃晚餐。真的忍不住的時候，我就會在他睡著之後，一個人偷偷摸摸地吃洋芋片……」

新婚生活的日子總是充滿新鮮刺激，於是我問了她一個極為敏感的問題：「性生活與洋芋片，何者讓妳感到幸福？」沒想到K小姐竟然沉默不語，說不出答案。我知道這個問題對清純的年輕女性有多失禮，自己也覺得不該這樣問，但從她說不出答案的反應就能看出洋芋片帶給她的幸福感有多強烈，這個事實再度讓我瞠目結舌。

「我老公對零食沒興趣，而且他從來不吃，所以我總是對他感到很歉疚。我也很擔心如果他知道我的這一面會不會看不起我，每天都很忐忑不安。你問我為什麼會對他感到歉疚？嗯……不瞞你說，我在結婚前曾經很認真地向他保證過我再也不吃洋芋片了。為了漂漂亮亮地穿上結婚禮服，也怕肌膚會變差，我真的有一陣子戒掉了洋芋片，連我自己都覺得『這一次我真的脫胎換骨了』。沒想到婚禮結束後，我還是抵擋不住誘惑，又開始吃起來。再加上工作很忙，需要一個出口。不過，我絕對不會告訴老公我又開始吃洋芋片。我常常在想，如果我的身體健康出狀況，或許我就能戒掉吃洋芋片的習慣吧……我也知道這麼想很窩囊，但就是忍不住。」

其實我也有發現到袋裝零食在超市與便利商店的販售面積愈來愈大，但與K小姐談過後，發現她如數家珍的程度遠遠超乎我的想像。K小姐對於所有品牌洋芋片的價格、口味種類、品牌特色與流行趨勢等知之甚詳，她還會跟我分析：「某某品牌洋芋片的大包裝是一百七十公克裝、超大包裝是兩百二十公克裝，新商品的口味包括……」她的朋友也知道她是一位零食狂，但她從來沒在朋友面前大吃特吃，所以就算跟朋友傾訴自己「想戒卻戒不掉」的痛苦，也沒有朋友會認真看待這個問題。我是第一個認真而且有耐心聽她訴說洋芋片成癮症的人。

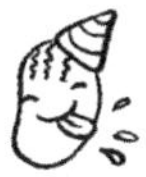

「嗜吃洋芋片」不是特殊案例

與K小姐談過之後，我開始認真調查，發現許多成年女性無法戒除洋芋片，並因此感到痛苦。在搜尋網站上輸入「洋芋片成癮症」或「袋裝零食中毒」，就會跑出各種討論如何戒除或擺脫成癮問題的部落格與網路留言。這些人也跟K小姐一樣，對於自己「戒不掉、停不下來」的狀態感到很不對勁，卻也找不到可以控制欲望爆發的方法。

除了K小姐之外，我還認識另一位發現自己有嚴重洋芋片成癮症的女性。她是N小姐（住在關西的三十六歲主婦），育有一名正在念幼稚園的兒子。N小姐從高中之後就開始嗜吃零食，而且不只是洋芋片，所有袋裝零食她都愛吃。

「上高中之後大家應該都有偶爾與同學們一起偷喝酒的經驗吧？我也知道這麼做是不對的，但無法控制自己的好奇心。不過，我因為體質關係不能喝酒，我的父母也不會喝，我想應該是遺傳吧。所以每次大家聚會時，我就一直吃零食或甜點。由於現場氣氛很好，我也覺得開心，就算身邊同學都醉了，也能度過一段很快樂的時光。當時我完全沒想到這個習慣未來會讓我陷入無法戒除的痛苦之中。現在回頭想想，我就

是從那個時候起沉迷於零食帶給我的『快感』之中。」

這一路聽下來，我覺得N小姐吃袋裝零食的方式與分量都很正常，並沒有讓人覺得不對勁的地方，究竟她是在什麼情況下第一次發現自己有「無法戒除」的問題？

「第一次發現自己成癮是在十八歲的時候。那時候正好在準備大學的入學考試，再加上父母會給我零用錢，於是我就開始以自己的錢去買零食來吃，而且我每次都會買鹹味的袋裝零食搭配巧克力之類的甜食。要是被父母發現我吃零食一定會挨罵，所以我都是躲在房間裡偷吃。我還記得那個時候只要一打開書桌抽屜，就會看到一大堆吃完的零食包裝。因為如果將零食的空包裝丟在家裡的垃圾桶，一定會被父母發現，不得已才先塞在抽屜裡，等累積到一定程度後，就拿出去丟在車站的垃圾桶裡。」

我問N小姐為什麼會戒不掉零食，她回道：「因為那時候家裡也有很多壓力……」不只是要認真念書準備入學考試，想要參與社團活動，也被父母以一句「現在哪有時間玩社團」給否決掉。每天只能拚命忍住想與同學出去玩、想要好好放鬆一下的欲望，關在自己的房間裡用功讀書。更不巧的是，當時她的父母感情不睦，讓她待在家裡也無法真正靜下心來。就這樣累積了複雜的緊張、不安與不滿情緒，為了宣洩壓力，才會以自己的零用錢買零食來吃。

即使身體出狀況也無法抑制的欲望

N小姐大學畢業後從事保險業務員的工作，雖然業績壓力很大，但這份工作帶給她很大的成就感，每天都很競競業業，努力創造業績，成為一位獨當一面的業務高手。不只職場得意，情場也十分順利，日子過得順心又愉快。不過，長期超時工作，半夜才能回家休息，加上慢性的睡眠不足，讓她感到精疲力盡。在忙碌的生活中，她唯一的樂趣就是假日時與三五好友相聚，大啖洋芋片。

「那個時候我宣洩壓力的方式，就是與男朋友或姊妹淘一起狂歡。一群人約在朋友的家裡，大家一起吃零食，看電視、電影，或是看漫畫。而且我們不喝酒，都喝可樂。遇到工作很累的日子或是週末深夜，我就會一個人狂吃洋芋片。還曾經有一段時間我因為消化不良、身體不舒服，必須吃胃藥與安眠藥才睡得著。

從那時候起，我開始警覺到再這樣下去不是辦法。情況最嚴重是我二十三歲的時候……每次只要我狂吃洋芋片，大約半個小時後整個背部就會開始嚴重發癢，接著蔓延全身。不只如此，失眠狀況也愈來愈嚴重，晚上還會因為全身癢到受不了而打滾。最後我終於忍不住跑去看過敏專科。長期吃垃圾食物造成的身體傷害真的很恐怖，我

小時候曾聽罹患過嚴重的蕁麻疹，所以媽媽才會嚴格控制我的飲食，雖然出社會後我還住在家裡，但我三餐都在外面解決。我想我的身體在向我抗議了。」

身體發出警訊，告訴N小姐「現在的生活如果繼續下去，後果將不堪設想」，而她也接收到這個警訊。不過，即使身體出現了如此嚴重的症狀，她也明知這樣下去不行，但還是無法戒掉零食。由此可見，洋芋片與酒類、香菸、咖啡、興奮劑等毒品同樣擁有令人上癮的「毒性」。

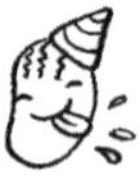

在孩子入睡後「發病」

N小姐明知自己的身體狀況愈來愈糟，仍舊無法戒掉洋芋片，甚至還引發嚴重的精神困擾，導致惡化的起因就在於教養小孩這個課題。

「別看我現在還能笑著跟你說自己的經歷，事實上直到去年為止，我一直處於人生的低潮。從我兒子滿兩歲，也就是我三十二歲的時候開始，想吃洋芋片的欲望就已經高漲到我無法控制的程度。當時我還沒意識到自己罹患了洋芋片成癮症，只覺得自己飲食行為『不太正常』。每天只要哄孩子入睡，哄到孩子快睡著時，我就會開始發

病。我會感到一股強烈的焦躁感，從身體深處往外衝，強烈到我無法承受。這個時候我就會拚命想要趕走這股心煩意亂的感覺，漸漸失去理智。話雖如此，我不可能半夜放孩子在家，自己一個人跑出去玩，我能做的事情真的很有限。於是我立刻抓起錢包，跑到走路只要三分鐘的便利商店，買了洋芋片與巧克力回家。我還是跟以前一樣買洋芋片與甜食一起吃。」

即使是半夜，二十四小時營業的便利商店依舊燈火通明，對當時的N小姐而言，是最好的「避風港」。

「我先生通常都是半夜兩、三點才下班回家，所以在他到家之前，我會沉迷在一邊吃洋芋片，一邊看電視、DVD或漫畫的世界裡。也不管廚房還堆著吃完晚餐後尚未清洗的碗盤，這段時間是我唯一可以忘記生活瑣事的寶貴時光……對我而言真的很珍貴。我買回來的零食，三兩下就吃光了。其實我才剛剛與兒子一起吃晚餐，哄孩子入睡，肚子還很飽，但我還是吃得下洋芋片……（苦笑）」

N小姐表示洋芋片、漫畫與DVD是她最有效的「舒壓組合」。年輕時與朋友們狂歡放鬆的習慣，還深深刻印在腦海裡。由於N小姐曾經是一位保險業務員，說話談吐謙和有禮，也很會與人聊天。從她口中說出自己對於洋芋片的偏執欲望，聽起來總以為她是在訴說朋友的遭遇。我大膽問她，是否知道自己是從什麼時候陷入如此嚴重的狀態，她絲毫不覺得自己被遭到冒犯，只說一句「希望我的經歷能幫助其他人……」便侃侃而談了起來。

「現在回想起來，關鍵應該是在我二十五歲的時候。當時我與工作表現十分傑出的頂尖業務員結婚，我先生是一位以事業為重的人，他幾乎不在家。而且公司不斷派他到各地工作。不論是東北、關東或關西地區都去過了，我們的生活就像是日本列島的吉普賽人。我本來就很喜歡認識新朋友，無法乖乖地待在家裡，所以每次跟著老公搬到新的地方生活，我就會立刻去找打工或兼職的工作。我做過的工作很多，多到自己也數不清。

三十歲時我生下了兒子，那是第二個轉捩點。小孩出生之後，生活變得相當忙碌。在生小孩的期間我們搬了一次家，小孩一歲時我們又搬家了。有這麼小的小孩需要照顧，真的很難出門，也因為這樣，我不像以前一樣搬家後還能認識新朋友。兩歲到五歲是小孩最好動的時候，我必須二十四小時緊盯著兒子才行，一整天忙著照顧小孩，完全沒有自己的時間。我知道自己的壓力很大，再不出去工作可能會瘋掉，但我一直找不到兒子可以就讀的托兒所……從那個時候開始，我就陷入了一生中症狀最嚴

重的洋芋片成癮症。」

我可以理解她的心情。由於先生的工作需求到處轉調的小家庭（核心家庭），常常會因為育兒問題導致太太感到「孤立無援」。有些媽媽過了一陣子就能找到托兒所讓孩子就讀，並認識其他的媽媽朋友，但最近大家都習慣用電子郵件或簡訊聯絡，面對面說話的機會愈來愈少。以Ｎ小姐的例子而言，由於她的先生經常不在家，她常常一整天都沒有與任何一位成年人說過一句話。在這樣的生活中，Ｎ小姐曾經有一段時間罹患「憂鬱症」，必須定期追蹤治療。

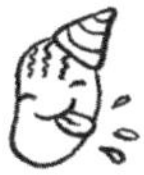

勢力龐大的「鹹甜喀滋族」

接著，Ｎ小姐說出一個令我不得不正視的現況。在忙於育兒的婦女族群中，有極高的比例很可能是「隱性的洋芋片成癮症患者」。

「不管是職業婦女或家庭主婦，事實上大多數都是『鹹甜喀滋族』。你知道什麼是『鹹甜喀滋族』嗎？就是像我一樣會交互吃鹹味零食與甜味點心的人，這個名稱現在很流行，大家都在說呢！『鹹甜喀滋族』的特色就是『一到晚上就會忍不住喀滋喀

滋』以及『小孩子睡了之後，就會忍不住想喀滋喀滋』。

而且只生一個小孩的媽媽特別容易成為鹹甜喀滋族，如果有兩個以上的小孩，孩子們還可以一起玩，但獨生子女的媽媽只能每天與孩子大眼瞪小眼，再加上小家庭的成員簡單，等於完全沒有自己的時間。正因如此，鹹甜喀滋族才會一到半夜就想要好好釋放自己，嘴巴動個不停。

對於不喝酒的人來說，吃零食是最能宣洩壓力的方法。尤其是咀嚼零食時產生的酥脆快感以及擴散在口中的美味，真的令人無法抗拒。此外，吃零食時還可以『邊吃邊做別的事情』，所以最適合釋放壓力。

我的狀況還不算太嚴重，但對於每天都被育兒問題追著跑的媽媽而言，半夜的喀滋時光是她們唯一的『避風港』。我自己也是一邊哄兒子睡覺，一邊在心裡想著：『再三十分鐘就是快樂時光囉！』鼓勵自己撐下去。這些心情與感受不是什麼光彩的事情，所以只能跟了解我們處境的同伴抒發。」

N小姐表示如果家庭和樂，飯後一家人還會喝茶聊天，這種家庭的媽媽們不會在半夜偷偷地「喀滋喀滋」。她們大多只要喝綠茶、咖啡或是吃冰淇淋就足以宣洩壓力了。我也認為對於容易累積壓力的育兒媽媽而言，如果能有一個說話對象，問題可能就會大事化小、小事化無。

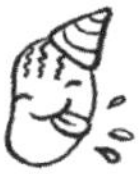

「重視洋芋片勝過正餐」

剛剛我介紹的兩位女性，都是承認自己有「洋芋片成癮症」的案例。但我認為，大部分的人只會懷疑自己「為什麼會這麼愛吃洋芋片」，並不認為自己有「依賴成癮」的問題，這才是現實狀況。接下來我要介紹的第三個案例，是一位身材纖瘦、長相帥氣的S先生（住在關東的二十七歲上班族）。他就是「不承認成癮，只覺得自己只是常吃洋芋片」的經典例子。

「我真的很喜歡吃洋芋片，週五到週日這三天我一定會吃五包一般包裝的洋芋片。咦？這樣算多嗎？誰叫洋芋片一開封就要全部吃完，當然就會吃到五包啊！放心啦，我沒有上癮。我從來沒有因為無來由的衝動狂吃洋芋片，我也不會想要戒掉吃洋芋片的習慣。想吃就吃，如此而已。再說，我也從來沒有後悔過……吃完之後，只有覺得『好吃』的滿足感。」

至於吃洋芋片的時機……通常都是週末假日與朋友去衝浪，衝完回家時吧！每次

從海邊回來我們一群人就會去買東西吃吃喝喝，而且一定會買洋芋片之類的零食來配酒。無論是去便利商店或餐廳，每次跟朋友去買吃的，我們都會先決定好要吃什麼點心，再選擇適合搭配點心的主食與配菜。而且所謂的點心，一定會有洋芋片。對我們這群人而言，重視洋芋片勝過正餐是很正常的事情。」

我真是不敢相信！過去我一直在呼籲，希望大家能重視愈來愈多日本人喜歡吃西餐勝過日本料理的危機。沒想到S先生與他的朋友比這個狀況還嚴重，比起正餐，他們竟然最重視點心！令我不禁警覺到，唯有隨時掌握時下趨勢，才能提出最適合現代人的健康對策。

此外，我認為每個週末吃五包洋芋片並不是一件「正常」的事情。覺得吃五包洋芋片很正常的S先生，與前面介紹的兩位女性案例最大的不同，就是S先生對於愛吃洋芋片這件事完全沒有罪惡感。而且也不認為需要戒除，因為他只是想吃就吃而已。

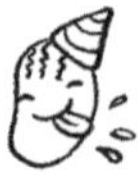

不自覺的「成癮」事實

屬於「想吃就吃」類型的S先生，身材相當窈窕纖瘦，關於這一點我相當感興趣，於是便問他日常的飲食習慣。

「我現在住在家裡，還沒結婚。早上並不覺得餓，所以沒有吃早餐的習慣，幾乎都是只喝一杯咖啡了事。如果家裡有波奇巧克力棒這類甜食，我就會像挖到寶一樣地當早餐吃……我在公司是做行政工作，早上通常都坐在辦公桌前辦公，不吃任何食物。老實說，我也不吃午餐。我不是因為減肥不吃，而是不吃也不會覺得餓，所以中午也只喝一杯咖啡。由於我只喝水，在公司還被同事稱為『植物』，不過我並不在意就是了（笑）。

由於家裡會做飯，晚餐我幾乎都是回家再吃。一天三餐之中我只吃晚餐，應該說是因為有自己喜歡吃的菜，所以才會想要大口吃飯吧！我喜歡吃肉，也很喜歡吃煎餃、漢堡排與薑燒豬肉。這些味道比較重的料理，吃起來真的很滿足。」

從S先生的例子看來，男性果然比女性更愛吃飯。此外，經常吃洋芋片可能會讓一個人愈來愈喜歡吃重口味的料理，關於這一點我將於第二章詳細說明。

「有時候吃完晚餐去看電影，我也會吃洋芋片。我不喝酒。雖說零食很適合配啤酒，但我不喜歡喝啤酒。對了，每次吃洋芋片時我一定會吃巧克力。吃完鹹的就會想吃甜的，所以我喜歡配著一起吃。還有，我吃零食時一定會喝茶。茶既能配洋芋片，與巧克力也很搭。」

他跟剛剛介紹的N小姐一樣，在不自覺的狀況下成為「鹹甜喀滋族」。由於S先生才二十多歲，年輕有體力，再加上吃晚餐時他會吃足夠的「飯量」填飽肚子，因此即使一整天之中只吃晚餐，他的身體還算健康。雖然生活型態不甚理想，但比起將洋芋片當正餐吃，的確算是「好」的了。

S先生是在高中時養成吃洋芋片的習慣。當時他很喜歡跟同學出去夜遊，隨心所欲地聊天、吃洋芋片。這個習慣一直到二十出頭時達到高峰，他曾經在百圓商店花兩千日圓買洋芋片，並在一、兩天之內就將這二十包全部吃光。

雖然他並不認為自己對洋芋片成癮，但他嗜吃洋芋片的行為已經長達十年以上，因此他算是實質上對洋芋片成癮的案例。

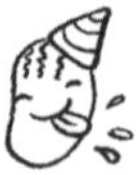

今後會有愈來愈多洋芋片成癮族！

分享自身經驗的這三名個案出生年代都很接近，剛好是便利商店在日本各地開始普及，同時也是洋芋片等袋裝零食剛竄出頭、狂銷熱賣的時候。在這短短三十年間，各零食廠商持續推出新商品、開發新口味。

這三名個案的父母親那一代，小時候根本沒吃過袋裝零食，可說是不吃零食的「最後一代」。正因為自己不吃，所以不像現代父母那樣一直給小孩吃零食。K小姐、N小姐與S先生都異口同聲地表示「自己從高中開始養成吃零食的習慣」，從袋裝零食的發展史來看，這個現象並非偶然，而是忠實反映「社會現況」。

話說回來，他們三人吃洋芋片的方式都屬於「重度上癮」。或許很多讀者也會認為「雖然我也戒不掉洋芋片，但我的情形才不像案例那麼嚴重」。嚴格說來，嗜吃洋芋片的零食上癮族可能還算少數，在這樣的現況中，為什麼我還會如此急迫地出版本書？理由相當簡單，那就是我堅信「這些尚未浮出檯面的潛在性洋芋片成癮族，以及成癮機率極高的隱性族群人數，超乎我們的想像」。更重要的是，「今後這個問題將會愈來愈嚴重」，對於未來的危機感令我無法坐視不理。

言歸正傳，究竟狂吃洋芋片會引起什麼問題？首先，吃進食品添加物與油的品質，都會造成食品安全問題。此外，攝取過多熱量導致肥胖，也會衍生健康問題。不過，問題並非如此而已。我最擔憂的就是超越世代、一脈相傳的「生命」與「生活」型態，會遭到全面性的破壞。

或許有些讀者會覺得我言過其實，但是包括洋芋片在內的所有袋裝零食皆擁有超強破壞力，足以徹底破壞過去認為「健康成長，長大後結婚生子、養兒育女、認真工作並安養天年」的「正常生活」。從下一章開始，我將詳細闡述我的理論。

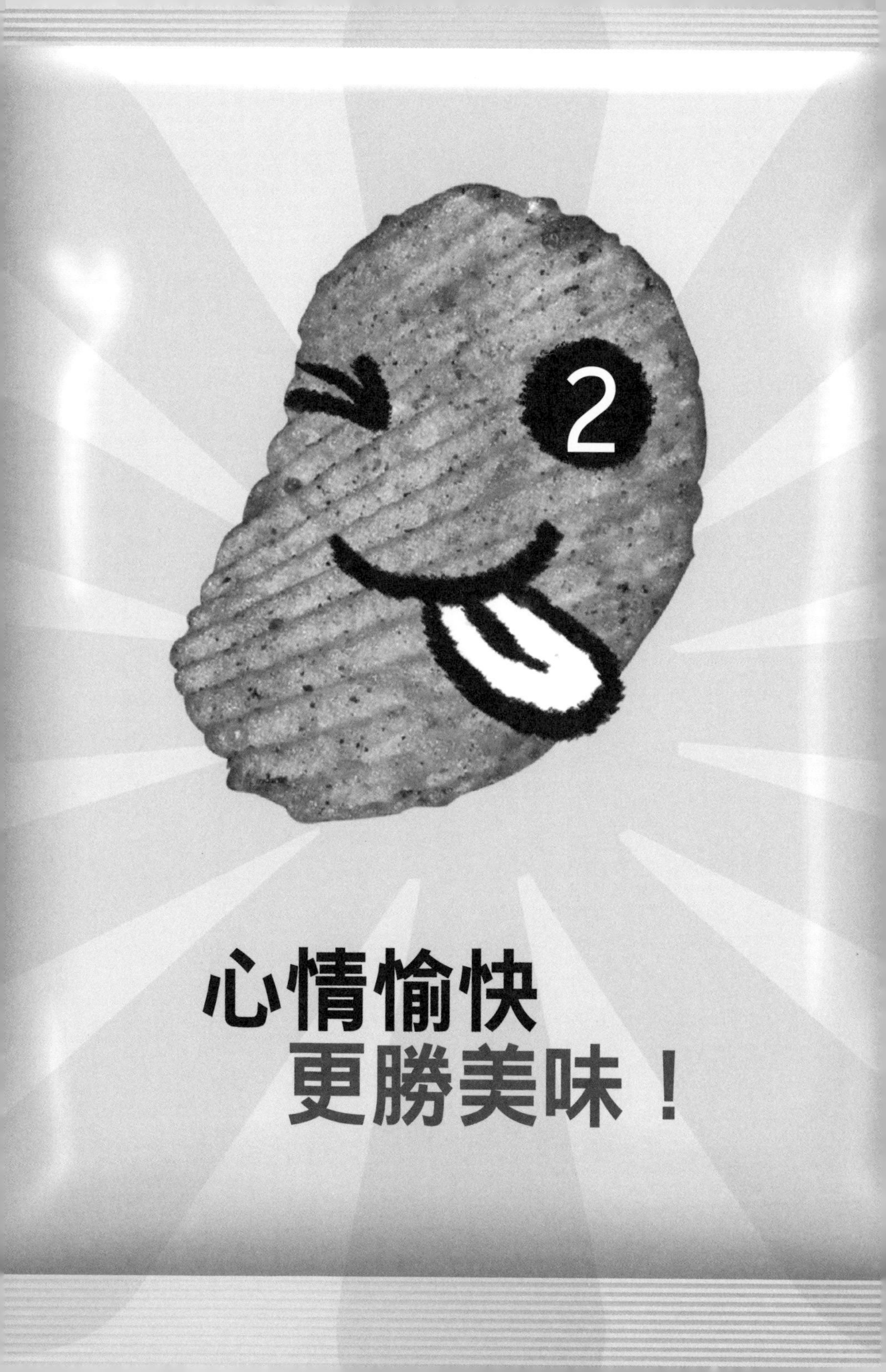
2
心情愉快
更勝美味！

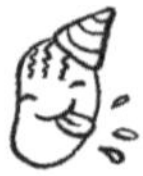

零食中含有讓食慾異常高漲的物質？

在聽Ｋ小姐描述自己心路歷程的過程中，有一句話十分令我驚訝，那就是「心情的愉悅感勝過味覺的享受」。這句話「明確」表現出她很清楚知道自己已經上癮的事實。

通常我們吃蔬菜、魚或是飯時，不太會產生「愉悅感」。袋裝零食最大的特性就是有別於其他食品的這種快感。因忙於照顧小孩而愈來愈離不開洋芋片的Ｎ小姐，也認為洋芋片與ＤＶＤ是最有效的「舒壓組合」。我相信這個世界上應該沒有人是吃蔬菜與魚來放鬆自己的吧！

袋裝零食可說是像「毒品」一樣，會給予大腦快感的食品。如果只有好吃，那麼在產生飽足感時，就能會停止繼續吃下去；但就是因為大腦獲得了放鬆感、欣悅感、恍惚感，疲勞瞬間一掃而空等，這類等同於毒品的效果與感覺，讓人即使吃飽了也無法停止，依舊一口接一口。

接下來就要進一步了解，為什麼吃袋裝零食時，大腦無法滿足於「好吃」的需求呢？從理論的角度來看，由於大腦上癮的原因相當複雜，因此這個問題的答案也就不只一個。

基本上袋裝零食是由麵粉、玉米與馬鈴薯等穀物和芋薯類為主原料製造而成。這些食材在人類悠久的歷史中一直是主食，即使是討厭吃蔬菜的小孩，也會喜歡吃這些食材。由於其富含碳水化合物，是大腦與肌肉的能量來源，因此人類天生就覺得這些食物好吃。

話雖如此，我們從來沒聽說過有人吃煮玉米或蒸番薯「成癮」，為什麼經過加工、製成袋裝零食後，大腦就再也離不開它了呢？

K小姐只要一吃袋裝零食就停不下來，她也曾經懷疑「零食裡是否添加了讓食慾異常高漲的奇怪物質」，但我認為事情應該不是這樣。我不清楚零食廠商的內幕，無法斷定這到底是怎麼一回事，但想要引發我們異常高漲的食慾，其實只要調合一般人家中廚房常見的調味料就能做到。

調合內容包括油、砂糖、鮮味調味料（常見的成分標示為「胺基酸〔amino acid〕」）與食鹽，結合這些調味料就能組成「美味四重奏」。這四大調味料即便是分開使用調理，我們的味覺本能還是會覺得「好吃」，因此在調和了三、四種調味料後，更能提升美味的感覺，讓人一吃上癮。

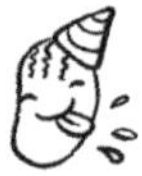

人類天生就偏好「四種美味」

人類天生就是喜歡吃「甜味」、「鮮味」、「脂肪」與「鹹味」，本書將這些味道稱為「美味四重奏」，只要吃進這四種味道，即使是孕婦體內的胎兒也會感到愉悅。究竟有哪些食物能讓人滿足這些味覺呢？長久以來一直被我們祖先當成主食的稻米、番薯等穀物與芋薯類，在口中咀嚼愈久就能感受到淡淡的甜味。我們一生下來第一口吃到的食物，也就是母乳，其實也帶有淡淡甜味。此外，熟成的水果吃起來也十分香甜。母乳含有大量的鮮味成分麩胺酸（glutamic acid）。蕎麥麵與烏龍麵的麵湯之所以鮮美、拉麵湯之所以令人一喝上癮，都是因為使用昆布與柴魚片，以及豬骨與雞骨熬煮出鮮味成分所帶來的美味。不只如此，花生與芝麻等種子類，當季的秋刀魚、鰤魚等海鮮類，也會因為盛產期的關係增生脂肪，變得更好吃。

味道代表的意義

甜味	代表含有糖分（碳水化合物）	例：母乳、番薯
鹹味	代表含有礦物質	例：食鹽、醬油

鮮味	代表含有蛋白質	例：高湯、肉、魚
酸味	代表水果尚未熟成或腐敗	例：綠色橘子、食物酸敗
苦味	代表含有有毒物質	例：咖啡、香菸

這一路看下來，你是否也發現到一件事？那就是能吃到甜味、鮮味與脂肪的食物，大多是高熱量食物。換句話說，大部分都是最容易讓人感到飽足，而且能有效轉換成活動能量的食物。如果我們不喜歡這些食物，在自然界裡就找不到任何食物，人類族群就無法生存下去，進而遭到淘汰。話說回來，若是我們天生討厭甜味，早就會因為喝不下母乳而絕種了。

我們喜歡吃鹹味食物，是來自於對礦物質的需求。生物為了生存下去，會依循本能喜歡吃某類食物。

正因為是本能需求，我們從沒有肥胖問題的古早時代，就愛吃甜味、鮮味與富含脂肪的高熱量食物，一直到現在。但這些高脂肪、高熱量的食物卻引起現代人最煩惱的肥胖等生活習慣病，也就是大家所熟知的「現代文明病」。這之間究竟產生了什麼樣的變化？

事實上，沒有肥胖問題的古早時代與現代最大的差異就在於，以前的鮮味只存在於天然食物中的鮮味成分，甜味、脂肪與鹹味也全都是「天然甜味」、「天然脂肪」與「天然鹹味」。相較之下，現代社會充斥著經過精製加工、萃取出精華成分的「鮮味調味料」、「白砂糖」、「食用油」與「食鹽」，使用這些調味料烹煮食物，早已成為理所當然的生活習慣。其實這才是重點所在，就是因為開始使用精製調味料，我們才會過量飲食。吃太多的結果，就讓以前幾乎未曾出現過的肥胖與生活習慣病急速增加，並成為現代人最常見的死亡原因。

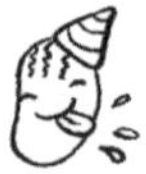

天然美食總讓人適可即止

且容我進一步具體說明。烤番薯、番薯羊羹、甜薯燒與袋裝零食「甜心藷」……這些全都是用番薯製成的食物。在上述選項裡，當你飽餐一頓之後，你還吃得下哪些食物？我猜想應該沒有人會選烤番薯吧？番薯羊羹或許還吃得下一些，很多人也會拿甜薯燒搭配咖啡，當飯後甜點吃；如果是甜心藷……即使是才剛吃飽飯，還是能瞬間吃完一整包吧？小孩子的胃容量較小，飯後可能吃不下甜薯燒，但如果是製成袋裝零食的番薯片，一定會喀滋喀滋地吃個不停。

仔細想想，同樣是用番薯做的食物，有些「吃得下」、有些卻「吃不下」，真的是很不可思議。其中的奧妙就在於天然的味道與精製味道之間的差異。雖然原料同樣都是番薯，但在製作日式點心番薯羊羹時，會在番薯裡添加「砂糖」；製作西式甜點甜薯燒時，除了「砂糖」，還會添加大量奶油與鮮奶油等「脂肪」；至於飯後還是吃得下的袋裝番薯片，則添加了「砂糖」、「脂肪」與「鮮味調味料」，以及大量的「食鹽」。

另一方面，當人感到飽足時，完全吃不下烤番薯或秋刀魚，這個道理非常簡單，因為天然的甜味、鮮味與脂肪，再好吃都不會讓人過量飲食。身體會自行判斷正常狀態下的「必需攝取量」，並控制食慾。

反觀「美味四重奏」，這是人工製造出來的「非天然」味道。靠著單獨添加或是結合兩種、三種與四種味道，調製出受歡迎的口味。事實上，愈複雜的調味過程會讓我們無法正常控制食慾，進而攝取過多熱量。小孩的胃容量較小，但只要一吃使用大量美味四重奏的炒麵或咖哩飯，孩子就會全部吃光光，相信為人父母者都曾經有過這樣的經驗。如果是裹上厚厚一層美味四重奏的袋裝零食，孩子過量飲食的狀況會更加嚴重。袋裝零食比日式與西式點心更難應付，讓大腦不容易做出正常判斷，發出「吃飽了，停止飲食」的指令。大家都說甜點是另一個胃，我認為袋裝零食是「打遍天下無敵手的另一個胃」。

脂肪量相當於「黑鮪魚肚肉」

以前有個電視節目曾經推出過一個單元，要來賓試吃「神祕天婦羅」。所有來賓皆紛紛表示好吃，頻頻詢問主持人裡面是什麼。其實這個天婦羅是將面紙油炸過後，再灑上少許鹽製成的。這個單元的主旨就是要驗證高熱量的「脂肪」如何讓所有食材變好吃，從現場來賓的反應即可看出實驗結果相當成功。

個人認為若論危險性，袋裝零食與面紙天婦羅十分接近。雖說袋裝零食的原料是芋薯類或玉米，但切成薄片的造型就是讓它變成恐怖食物的原因。切成薄片的好處只是帶來酥脆口感而已，根本吃不到真正的食物。原本以為吃「洋芋片」就是在吃馬鈴薯，但事實上只是在吃滲透至洋芋片裡的油，以及附著於洋芋片表面的調味料而已。

一走進超市與便利商店，就能看到賣場中許多架上都放滿了袋裝零食，其中甚至不乏販售零食的面積，占據了將近一半的店面。坦白說，我個人認為吃一點洋芋片這類袋裝零食的確是很好吃，但因為它太油膩了，所以我不會想吃多。我會因愛吃而買來吃的零食，頂多就是喝啤酒時配著吃的烤米果。

一直以來袋裝零食都給人「那是小孩吃的點心」的印象，但仔細逛一下賣場就會發現，許多零食廠商都推出了適合下酒的口味與產品。受到通貨緊縮、景氣衰退的影響，我聽說買零食回家配酒的「宅酒族」有愈來愈多的趨勢。零食廠商為了刺激銷量，無不投注心力研發成年人喜歡的商品，大舉進駐超市與便利商店等銷售通路。

各種食品的脂質含量（%）

袋裝零食	※三一・三
豬五花肉	三四・六
沙朗牛排（進口牛肉・帶油花）	二三・七
黑鮪魚（帶油脂）	二七・五
白燒鰻魚	二五・八

※十三款袋裝零食的平均值（根據《五訂補日本食品標準成分表》資料製作而成）

我的研究所調查了二十種袋裝零食的脂質量。各位讀者是否曾經看過標示在包裝背面的「營養標示」？「營養標示」上清楚標示著該包零食的熱量與脂質量，仔細調查便會發現每包零食的脂質量從百分之二十到四十不等，平均約在百分之三十左右（百分比係指一百公克零食中含有幾公克脂質，因此只要對照營養標示，就能輕鬆算出含量）。

結果真是驚人。雖然每個人的喜好各有不同，但脂質含量百分之三十，是一般人覺得好吃的標準值。說得精準一些，脂質百分之三十相當於經典美食「豬五花肉」、「沙朗牛排」與「黑鮪魚肚肉」的脂質量。

每次美食節目播出來賓吃牛排或黑鮪魚肚肉時，一定會閉著眼睛，享受「油脂在舌尖上融化」的感覺，恍惚的神情宛如置身天堂。既然袋裝零食的脂質量與牛排或黑鮪魚肚肉相同，吃零食令人感到飄飄然，也是可以理解的事情。順帶一提，添加「大量起士」的袋裝零食，脂質量比黑鮪魚肚肉還高，達百分之三十六。

說來令人意外，速食套餐一定會附贈的炸薯條，脂質量只有百分之十左右而已。即使如此，只要在速食店裡觀察吃著炸薯條的客人，就會發現他們的嘴巴從來沒有停過，以「埋頭猛吃」來形容也不為過。袋裝洋芋片雖然只有薄薄的一片，脂肪含量卻比薯條高，可說是名符其實的高脂肪食品。

換句話說，現代人是將脂質量比牛排或黑鮪魚肚肉還高的食品，當成「點心」、「消夜」或「深夜餐」來吃。袋裝零食吃起來酥脆無負擔，容易令人忽略其造成的健康隱憂，這是過去從來沒有的飲食文化劇變。

令人擔心的是，一般人不會每天吃牛排或黑鮪魚肚肉，但一包只要一百~兩百日圓的袋裝零食，卻是每天都能買來犒賞自己的「大餐」。只要想吃，無論小孩或大人每天都能吃，我認為這就是愈來愈多人「戒不掉」的原因。

含量百分之百的危險性

生長於自然界中的食物含有各種不同的營養成分，牛排、豬五花肉、稻米、水果等受到大自然滋養的食物，除了具有甜味、鮮味與脂肪之外，還含有多種微量元素。其中還有許多尚未發現的營養素。一直以來，我們都是品嘗受到大自然滋養的當季美食，攝取生存所需的各種營養成分，滿足心理需求。

可惜人心是貪婪的，自從發明了萃取美味精華的技術後，便製造出精製調味料，讓每個人一年四季都能隨時吃到美味料理。白砂糖、糖粉或清涼飲料添加的葡萄糖漿（以玉米為主原料製造出的甜味調味料）等高果糖漿，幾乎百分之百皆為糖分。換句話說，這些都是完全去除其他營養素，只留下糖分並濃縮精製的產品。

以番薯為例，經過改良增加甜味的品種，糖分頂多只有百分之三十；一般人覺得偏甜的葡萄與蘋果，也只有百分之二十左右罷了。其實這樣的甜度已經足夠，但白砂糖的甜度竟是葡萄與蘋果的五倍。由於這個緣故，當人食用添加砂糖的食品，大腦就能感受到番薯與水果無法比擬的強烈刺激感，而且人類大腦的運作機制天生就容易受到強烈快感所吸引，因此砂糖也會像酒類、香菸與毒品一樣，讓大腦下達「還想吃更多」的指令，導致攝取過量。

事實上，實驗結果也證實了砂糖擁有與毒品相同的成癮性。美國普林斯頓大學曾經做過一個實驗，科學家讓大鼠先養成大量攝取砂糖的習慣，再讓大鼠中斷攝取一段時間，接著再重新攝取之後，發現大鼠不只是拚了命地想要吃到砂糖，攝取量還比過去更高。此時大鼠的大腦狀態很接近人類吸食古柯鹼或海洛英等具有成癮性的物質之後，腦中所引起的反應，而且大鼠的身體也出現了戒斷反應。

從這個實驗結果即可得知，含糖量百分之百的比例是自然界中不可能存在，極為特殊的成分結構。個人認為精製砂糖不該被當成食品，而是應該放在藥局，視為藥品販售才是。

另一方面，自從市面上出現精製加工的「食用油」後，我們也養成了一年四季攝取脂肪鮮味的飲食習慣。芝麻的脂肪含量為百分之五十四，但芝麻油的脂肪含量則高達百分之百。不只如此，菜籽油、橄欖油與豬油的脂肪含量，也全都高達百分之百。

鮮味調味料也是精製加工的產品，幾乎百分之百都是麩胺酸鈉（monosodium glutamate，亦稱為味精）等鮮味成分，這也是自然界中不存在的物質。「只要添加鮮味調味料，任何食物都會變好吃」的概念，不就跟藥品有異曲同工之妙？

食鹽也是同樣的道理。市面上當然也有少數「講究成分的鹽」或使用「天然鹽」等較健康的產品，但賣場上大多數還是含有百分之九十九以上氯化鈉（sodium chloride）的精製鹽。精製鹽的鹽分含量相當精純，媲美藥品等級，因此也有人稱為「化學鹽」。

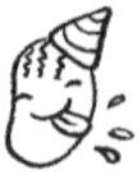

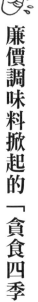

廉價調味料掀起的「貪食四季」

由純度近乎百分之百的物質所構成的「美味四重奏」，是最簡單且最能給予大腦強烈愉悅感的魔法靈藥。袋裝零食與速食就是使用大量「美味四重奏」製成的食品，讓大腦記住其所賦予的快感，感受到「心情愉快更勝美味！」的體驗。

事實上我小時候就已經有砂糖、食用油與鮮味調味料等產品，但當時這些產品十分昂貴，因此那個年代我們很少吃高熱量飲食。再加上使用「油」烹煮的料理屬於豐盛美味的「大餐」，家裡一年可能只做幾次油炸料理，而且每次媽媽做的時候，都會分送給左鄰右舍一起享用。

高級料理由於價格昂貴，無論有多好吃都無法每天食用，也因此一般人不會過量攝取，導致肥胖。不過，隨著時代演變，砂糖、油、鮮味調味料與食鹽的價格愈來愈便宜，一般家庭都負擔得起。直到今日，「美味四重奏」儼然成為每餐一定會用到的調味料，有些人甚至認為「不使用油與砂糖就無法做菜」。

如果「美味四重奏」只是用來做一般正餐的配菜，例如炸雞與炒青菜等家常菜，問題還不大；但這二十年來，「美味四重奏」早已滲透至主食裡了。拉麵、炒飯、義大利麵與麵包等主食紛紛使用「美味四重奏」調味，成為高熱量與高脂肪食品。

我剛剛說麵包屬於高熱量與高脂肪食品，但不是只有甜麵包或牛角麵包才有這個問題，吐司麵包一樣難以倖免。由於最近流行質地濕潤、吃起來有彈性、摸起來蓬鬆的吐司麵包，想要做出這樣的口感，就必須添加大量的砂糖與油脂。仔細參閱營養標示就不難發現，除了麵粉之外，砂糖與油脂用量偏高的事實。不只如此，一般人通常都會在吐司表面抹上奶油、植物性奶油、果醬或夾上起士，因此個人認為吐司和甜麵包的熱量與脂肪含量差異不大。

油脂肥美的秋刀魚與鰤魚，還有提升甜度的水果，這些食物都是只能在產季才能吃到的天賜美食，但人工精製的「美味四重奏」所調製出的味覺饗宴不只足以媲美這些天賜美食，美味程度甚至有過之而無不及，更重要的是，一年到頭隨時都能吃到，而且只要享用主食就能充分品嘗。秋季原本就是一個食物豐收、令人食指大動的季節，因此自古以來才會有「食慾之秋」的說法，但隨著「美味四重奏」的價格愈來愈便宜，卻讓人進入了「貪食四季」的危險狀態。這樣的現狀正是過量飲食導致病患激增的原因。

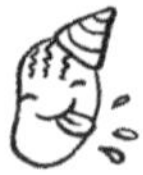

沖繩老人喜歡吃速食？

在古早的年代裡，鮪魚的瘦肉（赤身）是一般人最愛吃的部位。當時的鮪魚肚肉不是賣得很便宜，不然就是直接丟掉，因此現在還是有許多長輩喜歡吃瘦肉勝過於肚肉。在蕎麥麵店也經常可見上了年紀的男性客人，會將蕎麥麵當成下酒菜，點一份盛在小蒸籠上的蕎麥麵配酒吃。我今年五十多歲，他們大概都長我十歲左右。如果要我將蕎麥麵當成下酒菜吃，起碼也要點炸蝦蕎麥麵。不、不，除了炸蝦蕎麥麵之外，還要加點一道毛豆或醋醃青花魚才行。我還是無法克制自己想吃鮮味與甜味的慾望。

順帶補充一點，喜歡一邊吃盛蕎麥麵一邊配酒喝的人，他們並不是為了要省錢而不點小菜。他們只是想要好好地喝一杯而已。對他們而言，這樣就夠了。換句話說，他們的大腦並不是一定要吃到某種味道才會覺得「好吃」或滿足，這與將喝酒當成嗜好的行為完全不同。

每個人從小到大養成的飲食習慣，就是造成嗜好差異的最大原因。六十歲以上的長輩們，他們從小就沒有吃過現在到處充斥的高熱量與高脂肪食物，就連霜降牛排也沒有。使用雞蛋與沙拉油製成的美乃滋，更是昂貴的高級佐料，只有在需要特別慶祝的「重要節日」才會吃。

在這樣的環境下長大的世代幾乎不吃速食，頂多是為了陪著孫子而坐在速食店裡。我認為他們並不是為了健康著想才不吃速食，而是因為他們不覺得漢堡、薯條、奶昔與可樂這類食物「好吃」，也不會「想吃」。如果不小心吃到，搞不好還會消化不良。

不過，這個通則並不代表「年紀較長的人就不喜歡吃油膩食物」。有機會不妨到沖繩的速食店走走。那裡除了年輕人之外，還有許多高齡長輩一手拿著漢堡或大包薯條，另一手拿著可樂或奶昔大快朵頤。看到這些長輩吃得津津有味的模樣，讓我一時間誤以為自己走進了烏龍麵店、壽司店或是大眾餐廳，不禁亂了手腳。話說回來，這樣的場景在沖繩稀鬆平常，只有我一個人像是劉姥姥逛大觀園一樣感到稀奇。

事實上，日本第一家速食店就開在當時受到美國管治的沖繩。第一家分店成立於一九六三年，如今年屆六旬的老人家，當時還在念高中。他們從發育期就開始接觸日本本島也吃不到的漢堡與薯條，在這些高熱量、高脂肪食品的影響下，養成了他們喜歡吃速食的生活型態。這樣的成長經歷，造就了日本六十歲老年族群的飲食差異，日本本島的老年人覺得速食「太油」而不吃；沖繩地區的老年人則覺得速食「很好吃」而天天上門。

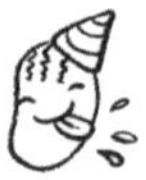

味覺破壞是罹病的原因

從剛剛的例子不難發現，速食可以改變一個人的飲食習慣。但看看現實狀況，我也不得不說「速食還算是好的」。千萬不要誤會，速食確實是不適合推廣的飲食型態，不過再怎麼說，速食還是由麵包（小麥）、肉類與馬鈴薯等食物組成的「正餐」，這一點比袋裝零食真的是好太多了……

袋裝零食與之前提到的「面紙天婦羅」可說是系出同門，袋裝零食完全沒有食材，純粹是利用「美味四重奏」的刺激性讓大腦覺得好吃罷了。說穿了，我們只是在吃百分之百精製的「美味」而已，在天然食物中根本找不到如此強烈的刺激性，一旦我們習慣了這樣的刺激性，就會慢慢覺得正常飲食已經無法滿足我們的味覺需求，進而導致「味覺破壞」的結果。若是早中晚三餐都習慣吃重鹹、重甜、高熱量與高脂肪飲食，我們的味覺需求將會愈來愈重口味，這樣的趨勢著實令人擔憂。

長期維持重口味的飲食習慣，遲早會罹患肥胖、糖尿病等生活習慣病，就算想「重拾健康」，也要花許多心力才能逐步調整飲食內容，在這個過程中將會面臨很大壓力。當我們試圖扭轉大腦認定的習慣，這樣的行為通常會伴隨極大的痛苦，讓我們陷入「明知不好卻戒不掉」的狀態之中。由此可見，味覺破壞正是罹病的原因。

順帶一提，沖繩大多給人「長壽」的印象，事實上真正長壽的是在漢堡尚未普及的年代中成長的那一代。十幾年前曾經轟動一時的「二十六衝擊」就是最好的例子。過去沖繩男性的平均壽命一直高居全日本第一，沒想到二〇〇〇年一口氣掉到二十六名，相關人士無不大感震驚。工作上正處於巔峰時期的中壯年男性，因心臟病與肝病引起的死亡率逐步攀升，據說就是原因所在。

此外，根據二〇〇五年度沖繩教育委員會的調查，所有學年的中小學生體重（六歲至十四歲）比其父母那一代念小學時，也就是一九七五年度還重。差異最大者竟高達六・五公斤。全學年的「略胖」比例也比一九七五年度還高。

沖繩的現狀證實了「味覺破壞有害健康」這個事實，進一步調查沖繩縣民的日常生活型態，也完全找不到長壽祕訣，由此可見以飲食習慣為主的生活模式已經產生劇烈變化。

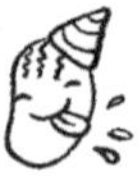

從超商御飯糰觀察味覺破壞現況

對於受歡迎的產品我們會以「熱賣品」來形容，不過一般消費者很少聽到「死商品」這個名詞。其實這是業界的專業術語，意指銷售情況不佳的商品。在賣場面積有限的超商業界中，經常使用這個名詞來管理商品狀況。就算是新商品，只要被貼上死商品的標籤，就會立刻「中斷進貨」。換句話說，超商會向廠商取消進貨訂單，改為訂購更暢銷的商品。我們經常聽到業界人士說，進貨與否的決定，左右超商的未來生機。

總而言之，超商架上陳列的都是經歷過「嚴酷生存競爭」之後勝出的暢銷商品，也就是顧客「願意掏錢出來購買」的產品。

雖然超商嚴格的商品管理仍有許多弊端，但就觀察消費者喜好這一點而言，具有很大的參考價值。我每天都會觀察超商架上的商品，出差時也會四處尋訪當地超商，了解當地的飲食習慣。

根據長年觀察的結果，我一直在擔心的味覺破壞危機，已經發展到不容忽視的程度了。這一點從超商販售的「御飯糰」口味變化即可看出端倪。

提到超商御飯糰的口味，你第一個會想到什麼？這個問題的答案可以看出回答者的「年齡層」。像我這個年紀的人就會回答梅子、柴魚、鮭魚、鱈魚子與昆布，我的答案看似已經涵蓋所有御飯糰的口味，但事實上超商隨時都在推出意想不到的新商品。鮭魚美乃滋早已不足為奇，最近甚至還推出披薩御飯糰、辣香腸御飯糰、漢堡排御飯糰、蛋包御飯糰（如蛋包飯般，以薄蛋皮包著用番茄醬調味的飯所做成的御飯糰）、蛋包碎肉咖哩御飯糰、叉燒美乃滋口味御飯糰、牛筋御飯糰、起士柴魚御飯糰、厚切培根御飯糰、辣味印尼炒飯御飯糰、鮭魚泥美乃滋御飯糰、雞肉拉麵口味御飯糰、烤起士咖哩御飯糰、焗烤雞肉起士口味御飯糰等，不只味道濃郁，調味方式也很多樣的產品。這就代表了現在這個時代，白飯已經無法滿足消費者的口味了。

味覺破壞正在發生，飲食喜好的「重口味化」與「高脂肪化」就是最好的證明。不過是五十年前，煎蛋卷與烤秋刀魚在一般人眼中還是豐盛大餐，沒想到一轉眼口味的變化竟然如此劇烈。

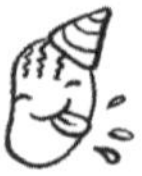

現年五十多歲的族群是「不吃零食」的最後世代

生長於「煎蛋卷是豐盛大餐」的年代且現年超過五十歲的族群中，很少人會在超商購買御飯糰，這是因為那個年齡層的人喜歡吃口味簡單的飯糰。正因如此，超商針對中高齡族群主打的御飯糰大多強調高級食材，例如「有明產高級海苔」或是「新瀉產越光米」等，口味也都是梅子與鮭魚等正統食材。

由此可見，味覺破壞是以某個年齡層為分水嶺，開始出現劇烈變化。在總務省實施的「家計調查」中，曾經根據戶長年齡為區分，調查袋裝零食與煎餅在各年齡層的消費現狀。結果發現這兩種點心在大多數年齡層中，每年消費金額約達七千日圓。但仔細分析圖表即可看出，年齡層愈高者，煎餅的消費金額愈高，袋裝零食的消費金額愈低。而且五十歲以後的年齡層，用於購買袋裝零食的消費金額也迅速滑落。對照十年前實施的同一份調查資料，袋裝零食的消費金額在四十歲以後的年齡層中急速下降，由此可見，上述結果無法單純以「隨著年齡增長，口味就愈清淡」的理由來解釋。

從這個調查結果可以推斷，出生於一九五〇年代的族群、也就是跟我年齡相仿的

袋裝零食與煎餅的消費金額

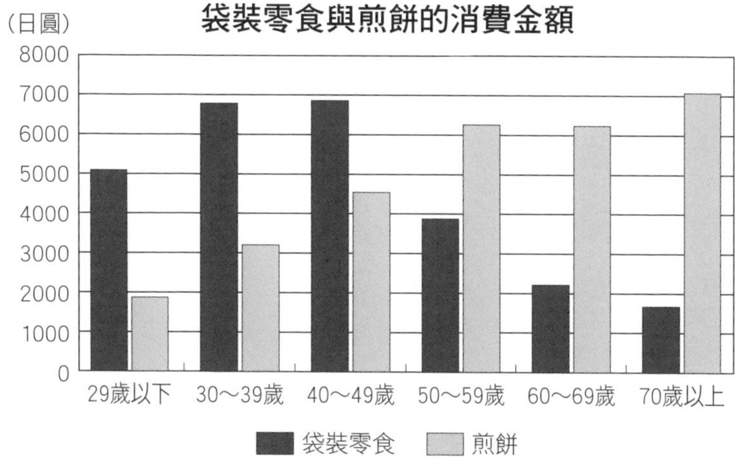

（根據2009年總務省「家計調查」資料繪製而成）

這一代極有可能是不吃零食的「最後世代」。我們從小沒吃過袋裝零食，現在也沒有吃袋裝零食的習慣，因此這個結果我認為十分符合真實狀況。而且喜歡吃簡單飯糰的族群剛好也是這個年齡層，我相信這絕非偶然。

小時候跟著袋裝零食一起成長的世代，如今已年屆四十，這些人未來邁入中高齡之後，將無法滿足於白飯加酸梅乾的簡單飯糰。由此可以推測，今後中高齡族群偏好的口味將愈來愈重。

在車站附近以上班族為主要客層的飯糰店，也開始出現重口味的飯糰。例如薑汁豬肉飯糰、炸蝦飯糰等，裡面包著高熱量食材的口味早已屢見不鮮。最近最受歡迎的口味則是肉卷飯糰。以甜辣口味的肉代替海苔包著白飯，再加上披薩起士、美乃滋或白醬調味。每個飯糰的價格從兩百到三百日圓不等，其實並不便宜，但從電視播出的報導內容來看，店家前面總是大排長龍，而且沒有一個與我年齡相仿或是年紀比我還大的客人。

看似不起眼的袋裝零食，卻隱藏著重大危機。潛藏在強烈刺激性背後的味覺破壞力，絕對不能等閒視之。再這樣下去，傳統的煎餅業者就非得研發出炸煎餅或辛辣口味的煎餅，才能在激烈競爭中倖存下來。

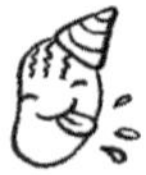

袋裝零食的口味變遷

根據明治製菓公司官網的內容，該公司於一九六八年推出的「Karl」玉米脆果，是日本第一個上市的「袋裝零食」。當時市面上的零食大多是甜甜的糖果（而且價格相當昂貴，屬於高級食品），為了「讓消費者在感到飢餓的時候隨時都能滿足口腹之慾」，於是以美國的爆米花為範本，開發出該項產品。換句話說，這項商品一開始就是以取代正餐的零食為發想研發出來的。

剛開始的口味只有起士與雞湯兩種而已，而且起士口味「在當時根本不受關西地區消費者的青睞……」（引自該公司官網）。這段故事值得深思。誠如各位所知，關西地區十分重視高湯文化，當地消費者自然不能接受濃郁的起士口味。於是該公司便研發出以柴魚高湯為基底，突顯昆布風味的「清淡口味」玉米脆果，因應市場需求。

現在的市場現狀又是如何呢？如今無論是哪個地區，起士口味的袋裝零食都是最受歡迎的產品。而且不只如此，有些消費者甚至覺得一般的起士口味已無法滿足他們的需求。光是觀察「Karl」這些年來的口味變化——披薩口味（一九七九年）、奶油培根義大利麵口味（一九九六年）、辣起士口味（二〇〇一年）、濃郁起士口味（二〇〇五年）、雙重起士口味（二〇〇八年）——也不難發現，明治製菓推出了更濃郁、更刺激的調味產品。

就連個人喜歡的烤米果，也不斷推出泡菜口味、鹽味高湯口味、巧克力與杏仁口味、美乃滋、黑胡椒西式清湯口味、辣咖哩口味等全新商品。

看得出來零食廠商無不使出渾身解數吸引消費者的目光與青睞，換個角度來看，傳統口味已經無法滿足消費者愈來愈大的胃口了。

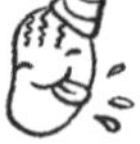

不咀嚼就吃不出味道的天然食物

剛剛我從味覺方面來解釋袋裝零食戒不掉的原因，接下來我想談談另一個原因，也就是「酥脆口感」。

在差不多五十年前，我們身邊所有的食物都來自大自然，不咀嚼無法吃出味道。雖然有砂糖或糖果，但這些都是昂貴的高級食品，一般百姓不可能隨便就能吃到。

小孩子肚子餓的時候，也都是吃米飯、烏龍麵、芋薯類與南瓜果腹，大人們除了這些主食之外，還會搭配蔬菜與海鮮等小菜一起食用。直接將米飯與烏龍麵放入口中其實是沒有味道的，必須透過咀嚼才能分解食材中的澱粉，慢慢吃出自然的甜味。

容我稍微解釋一下咀嚼的生理機制。人類大腦與肌肉的熱量來自於葡萄糖，澱粉是由葡萄糖組成的長鏈狀分子。充分咀嚼可促進口腔分泌酵素以分解澱粉，幫助澱粉與酵素結合，產生「化學性分解」，並透過臼齒磨碎澱粉，發揮「物理性分解」作用，轉化成麥芽糖（由兩個葡萄糖結合而成）。由於麥芽糖帶有微甜口感，只要仔細咀嚼就能慢慢感受到甜味。麥芽糖會在體內進一步分解成一個個葡萄糖，從小腸吸收進入血液裡。此時人體會處於血糖上升的狀態。葡萄糖會經由血管循環全身，成為大腦與肌肉的熱量來源。

人體必須花一定的時間才能將澱粉分解成葡萄糖，成為熱量來源，雖然看似效率不高，但對人體而言這是最溫和的轉化方式。而且咀嚼可以活化腦部功能，保持自律神經（交感神經與副交感神經）的正常運作。自律神經是維持生命活動的重要機制，由此可見，不咀嚼就吃不出味道的天然食物，有助於增進身心健康。

另一方面，如點滴一般一吃進肚子裡就能轉化成能量來源的人工食品，又會對人體帶來什麼影響？最明顯的一點就是瞬間導致血糖上升。雖然這會讓人立刻感到精神百倍，但也會迅速消耗殆盡，過沒多久就會陷入倦怠狀態。有研究報告指出，血糖值急速上升或下降會造成身體極大負擔，增加負責降低血糖值的胰島素（荷爾蒙的一種）分泌失調的危險性。

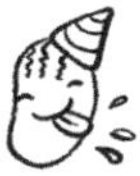

不咀嚼也好吃的非自然法則

吃飯時必須咀嚼。血糖值會在仔細咀嚼進食的過程中慢慢上升，讓人體慢慢吸收與消耗葡萄糖。

相較之下，袋裝零食是幾乎不需要咀嚼的食品，隨便嚼個兩三下就可以吞進肚子裡。由於袋裝零食的製作過程著重於一入口就能嘗到「人工美味」的生理需求，因此無須咀嚼也會覺得「好吃」。袋裝零食使用玉米或芋薯類製成，含有大量澱粉，即使沒有透過咀嚼嘗到甜味，也能從附著於零食表面的「美味三重奏」或「美味四重奏」感到好吃，讓人一口接一口。這些不存在於自然界中、純度媲美藥品的人工美味，無須咀嚼就能讓大腦感受到強烈且幸福的刺激感。一旦習慣吃這些人造食品，就會覺得「需要咀嚼才好吃的天然食物」太麻煩了，漸漸不吃真正的食物。更嚴重的是，原本要透過咀嚼活化大腦，促進自律神經功能，調整身心健康的良性循環也會開始失衡。不只如此，養成嗜吃零食的飲食習慣還會開啟另一個惡性循環，那就是導致下巴肌肉與牙齦功能退化，讓人再也無法確實咀嚼食物。

各位千萬不要忘記，人類也是自然界的生物。自然界是由各種不同生物的生命循環所構成，每一種生物都生長在適合的風土之中，經過長時間的演進，演化出緊密相扣、維持生命的生理機制。

除了牛乳或羊乳之外，自然界中幾乎沒有任何食物無須咀嚼就能轉化成能量來源。換句話說，無法確實咀嚼就不能生存下來。近來吹起了一股「每口食物都要咀嚼三十次」的食育風潮，但如果仔細咀嚼袋裝零食，整個口腔很快就會糊成一片。若是真的要提倡正確的飲食觀念，在鼓勵「咀嚼三十次」之前，一定要先建立「多吃需要咀嚼才好吃的天然食物」的正確態度。

說到這裡，我想起K小姐曾經這麼說過：「每當我感到壓力的時候，我就會很想要像喝水一樣將零食灌進嘴裡。」這句話充分表達出大腦是如何地強烈渴求附著於零食表面的「人工美味」。最近有一家零食廠商將灑在零食上的人工調味料增加了二‧五倍，推出全新的「重量級」商品。而且一上市就掀起熱烈迴響，我家附近的便利超商一下子就賣完了。上網一查，還有許多狂喜的網友紛紛留言大推，表示很喜歡這樣的重口味零食。零食廠商很清楚什麼物質會導致大腦強烈渴求，才會決定推出這樣的產品吸引消費者，以提升自己的市場占有率。

容我再次提醒，袋裝零食不可能使用帶有藥理作用的物質。不過，它確實添加了一入口就能令人感受到強烈快感的物質。我聽說某個零食廠商曾經在學校傳授食育課程時，告訴我們的小孩：「大家都將袋裝零食當成惡魔，事實上零食沒有錯，吃太多才是不對的。」以如此泯滅人性的方式推卸責任。他們製造零食的目的就是要消費者吃多一點，怎麼還能怪小孩「是你們吃太多」了呢？

只要放在嘴裡就能感受到強烈的幸福感，這根本不是吃下「食品」後會有的反應。從今天起，請將袋裝零食視為與酒類、香菸、咖啡相同的「毒品」。

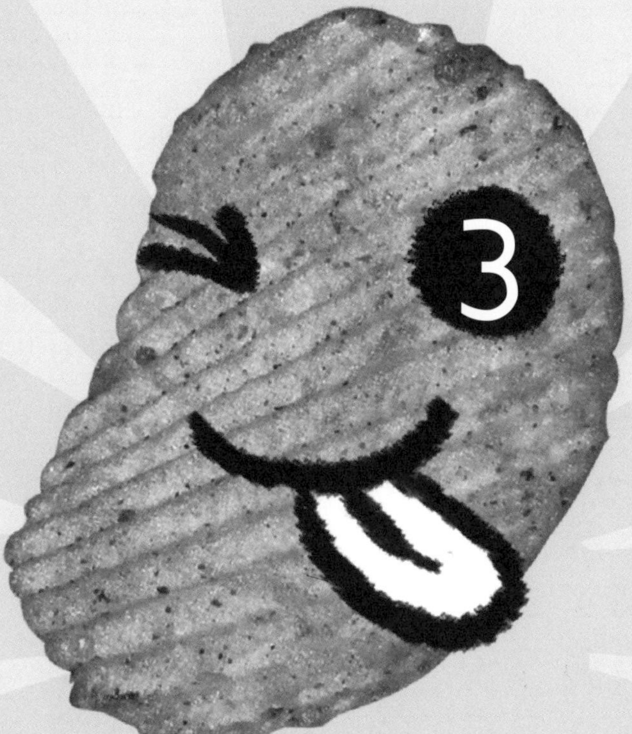

抒解壓力的功效等同於「毒品」

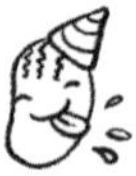

袋裝零食是N小姐的「必要之惡」

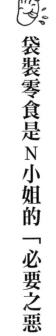

一說到「毒品」，我就會聯想到某位因持有並使用毒品而被判刑的前女星，她說：「我在外子的勸誘下吸食毒品，吸完後覺得很開心，而且工作累積的疲勞也一掃而空。」她為了抒解壓力與疲勞而吸食藥物成癮，最後付出的代價就是被警察逮捕，從此退出演藝圈。

只要活著一天，每個人一定會遇到討厭的事情或是令人生氣的事情，也會承受各種壓力與緊張情緒。如果不能想辦法抒解情緒，就會導致身心失調。最理想的情形就是運用健全的方法療癒心靈，遺憾的是，這世上有太多「會傷害身體的嗜好品」被人類用來安慰心靈。

N小姐用來療癒心靈的靈藥不是毒品，而是袋裝零食。在老公外出上班的期間，每當育兒壓力到達頂點，大腦就會發出指令，強烈渴求袋裝零食帶來的快感，讓人失去理智。就像她說的「我想要趕走這股心煩意亂的感覺」，這句話就是最好的證明。袋裝零食絕對不是有益健康的食品，更擁有破壞味覺的強大力量，但就是因為有這麼多人渴望它的強烈快感，需要它來療癒疲憊的心靈。因此，我才無法大聲疾呼「千萬不要吃！」

回顧過去的發展歷史，人類自古就有攝取某項物質，以消除身心痛苦並獲得「快樂」的行為。酒類、香菸與咖啡都是極具代表性的嗜好品，從健康觀點來看，這些都不是有益健康的物品。事實上，尼古丁與咖啡因都屬於生物鹼，是一種帶有苦味的植物毒素。這兩種物質都能作用於中樞神經，提升專注力，減緩倦怠感，但如果大量吸食或攝取並養成習慣，就很容易中毒，引發頭痛、不安或抑鬱等症狀與負面情緒。

起先只有特權階級才能使用嗜好品獲得快樂，但隨著時代演變，也逐漸普及於一般民間。

我認為最需要這些「療癒物質」的人，應該是從事體力活的基層勞工。為了療癒因過度勞動而感到疲累的身體，他們在午餐後一定會抽根菸提振精神；當一整天工作結束後，也會喝酒釋放壓力……正因為抽菸喝酒所帶來的快樂，才能讓他們重振精神，面對明天的挑戰。我們必須仔細思考哪些東西對身體好、哪些東西屬於心靈的養分，清楚區分嗜好品的特性。

即使是人人稱羨的白領階級，如今也因為企業縮減支出、重視效率、縮編員工等政策感到極大壓力。我想光吃菠菜或白蘿蔔，應該無法釋放壓力吧？如果從「毒品」

可以釋放壓力的觀點來看，我也不是不能理解N小姐在半夜大吃袋裝零食的心情。

我認為當時的她必須靠吃零食的方法，將自己從絕望中拯救出來。如果她選擇自殘、虐待或是像前女星一樣吸食毒品來釋放壓力，反而會造成自己與家庭無可挽回的傷害。對於跟N小姐一樣處於相同處境的人而言，零食可說是「必要之惡」。

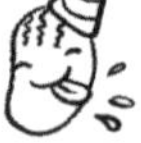

人無法光靠「健康」活下去

或許有些讀者會覺得我這個興趣有點毛骨悚然，但我曾經參觀過陌生人的墓地，那算是「研究」一環。我相信天下沒有比我更奇怪的管理營養師了。我去參觀墓地的原因只有一個，那就是觀察供品。在世的人都會供奉往生者最愛吃的食物，或是喜歡的嗜好品。根據我的實際觀察，前三名的供品分別是杯裝酒、香菸與和菓子饅頭。其他還包括非酒精飲料、糖果、巧克力、袋裝零食等。

身為一位提倡健康飲食、呼籲遠離疾病的管理營養師，這些供品全部都不是「健康食品」。但我相信往生者生前在吃這些食品時一定吃得津津有味，所以在世的人才會供奉這些供品給他們。當然，他們也可能很喜歡吃白蘿蔔、紅蘿蔔和菠菜等健康食物，不過他們在喝酒、吃和菓子饅頭或是抽菸時，一定表現出比吃健康食物更幸福、更開心的表情。

這個觀察結果給了我一個啟發，那就是「人無法光靠『健康』活下去」。

北歐國家芬蘭發表了一份讓我十分感興趣的調查報告，芬蘭衛生部在這份俗稱「芬蘭症候群」的調查報告中，針對六百名左右的上班族從一九七四年起，連續五年實施定期健康檢查，嚴格控管飲食方式、運動、飲酒與抽菸等習慣，必要時還會投予降血壓藥物，進行藥物治療。此外，還成立了另一個成員大約也有六百名的對照組。對照組內的成員完全沒有醫師指導或治療，以對照前項的實驗結果。調查發現接受醫師指導的實驗組，在肥胖度、血壓、總膽固醇值等健康數值上呈現改善的趨勢，但十五年後的總死亡人數和死於心臟疾病的人數，卻比沒有醫師指導的對照組明顯高出許多，這樣的結果出乎眾人意料。

話說回來，光從這項調查結果就斷言「不限制飲食、喝酒與抽菸的人比較健康」未免過於唐突。為什麼會有這樣的結果，實在不是三言兩語可以說清楚，不過這項結果確實與我一直在思考的事情不謀而合。我認為即便是為了健康而提出正確的飲食規劃，只要當事者排斥，就沒有任何幫助。

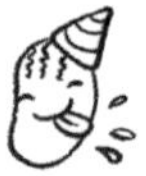

從帶津名譽院長身上學到的「心靈」營養學

我的工作是幫助因生活習慣造成疾病的患者，建立正確的飲食觀念與方法。其中也有命在旦夕的患者，因此我無時無刻都要審慎因應，想辦法讓患者感到更開心。但根據我多年的經驗，強迫患者改掉「明知不好卻戒不掉的嗜好」所帶來的好處，遠遠無法抵消嚴格限制的壓力所造成的傷害。我親眼見證過無數實例，「這個不行、那個不行」的飲食指導反而會讓患者失去「活下去的力量」。人類的健康並不只是建構於身體上，包括精神等所有層面的健全狀態，才是健康與否的判斷標準。

我服務的帶津三敬醫院（埼玉縣）有許多癌症患者，其中不乏明知道菸、酒、甜食「會讓癌症惡化」卻無法戒除，擔心對病情不利而每天憂鬱度日的病患。不過，本院的名譽院長帶津良一先生的體型，卻讓這些病患燃起一線希望。帶津名譽院長是一位名人，或許有些讀者曾經聽說過他，坦白說他的體型是很標準的「中廣型」，不只是臉圓圓的，肚子的游泳圈也很驚人。

他每次都挺著鮪魚肚笑嘻嘻地說：「吃豬排蓋飯是讓我湧現活力的『強心針』哪！」從飲食指導專家的立場來看，豬排蓋飯不僅熱量高，肉與油脂的比例也過高，是不利於病患保養身體的飲食內容。不過，每次病患聽到身材圓滾滾的醫生說「偶爾吃一次沒關係」就會覺得安心，心情也會愈來愈開朗。

久而久之他們也開始積極接受治療，家庭關係愈來愈融洽，就連生理與心理的症狀也獲得改善，這樣的例子真的是屢見不鮮。

我從帶津名譽院長與病患身上學到的「心靈」營養學，不僅讓我大開眼界，對於自己的工作也有了全新的體會。不可否認的，「以毒攻毒」有時候的確也是一帖良方。

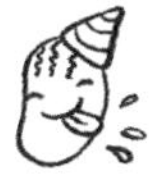

三大「毒品」分類等級

在上一章我將袋裝零食譬喻為「毒品」，可能有些讀者對於我這樣的形容不以為然，認為我在找碴。不過我並非想以誇張的詞彙來表達意見，而是我真的這麼想。為什麼我會有這樣的主張？接下來我將花些篇幅解釋「毒品」，以說明我做此主張的意思。

一聽到「毒品」，大家應該都會聯想到所謂的「硬性毒品」。近來在報章雜誌上，經常可以看到藝人、職業運動員、國中生、高中生、大學生、老師、小說家、家庭主婦、記者、國會議員、醫師……社會各階層的人士都因使用或持有大麻、興奮劑、ＭＤＭＡ（俗稱搖頭丸）等毒品而被逮捕的報導。網路的普及也讓一般民眾更容易接觸到這些見不得光的地下買賣，愈來愈多人受到好奇心驅使而購買毒品。這些違反「毒品危害防制條例」的非法毒品就是「硬性毒品」。

主要毒品

興奮劑、ＭＤＭＡ（搖頭丸）、古柯鹼、ＬＳＤ（中樞神經迷幻劑）、海洛英、鴉片、大麻、神奇蘑菇
酒類、尼古丁、咖啡因
巧克力、洋芋片

※無論是日本的「麻藥取締法」或台灣的「毒品危害防制條例」，皆有明定毒品項目，本「表格」係依作者本人的主觀判斷製成。

相對於「硬性毒品」，還有另一種毒品分類為「軟性毒品」，各位或許曾經聽過。「軟性毒品」是指內含物質具有藥理作用，例如酒類、香菸與咖啡等，大多數國家都合法使用的嗜好品。其實在毒品專家界裡並沒有「軟性毒品」這種說法，他們認為咖啡也是一種「毒品」。外界經常在討論「大麻與香菸何者才是硬性毒品」，但要從哪一點來判斷硬性或軟性，確實是一大難題。個人認為從社會認知度和普及度而言，合法的嗜好品都可說是「軟性毒品」。

換句話說，「毒品」包含合法與非法的嗜好品（食品與藥品），從一般定義來概論就是「只需少量即可讓身體、精神或兩者皆產生顯著變化的物品」。不只如此，其中大多數都具有「少量為藥、大量成毒」的特性。

以近來備受注目的利他能（ritalin）濫用問題為例，相信各位就能理解。利他能是一種治療發作性嗜睡病（又名猝睡症）、改善睡眠障礙的精神藥物，服用後患者會覺得身心舒暢並產生欣悅感，因此衍生出為追求快感而濫用、違法販售或竊盜等社會問題。

由於利他能也具有抑制食慾的副作用，有些女性為了維持窈窕身材，毫不考慮後果就當「減肥藥」吃。這類副作用近似興奮劑，因此利他能也被稱為「合成興奮劑」。濫用利他能會引起幻覺、妄想等副作用，甚至還有媒體報導過有人因此自殺。

有鑑於不肖醫師開立大量處方的案例層出不窮，日本國內對於這類藥品的處方設立了多項規範。值得注意的是，利他能只要正確服用就能有效治療症狀，如果用在錯誤用途上或服用不正確的藥量，就會變成「毒品」。

每種「毒品」的作用程度各有不同，少量服用就會讓大腦產生顯著變化。從「少量為藥、大量成毒」的觀點來看，現代人為追求快樂而吃的袋裝零食，無疑可以定位為「毒品」。袋裝零食的毒性或許比具有藥理作用的「軟性毒品」還溫和，但價格上的優勢足以讓它成為一般民眾的廉價「抗焦慮藥」。只要不過量食用，的確有助於提振精神、心情愉快，成為讓人開心的「良藥」，因此我認為將袋裝零食稱為「超軟性毒品」再適合不過了。

順帶一提，巧克力雖然具有高度「療癒效果」，不過原料可可豆中含有可可鹼，這是一種生物鹼，因此應該列入「超軟性毒品」。很少有人戒不掉和菓子饅頭，但大多數人只要吃巧克力吃上癮後，就很難戒除了。

在過去，「毒品」是一種藥物！

咖啡豆採自原產於衣索比亞的咖啡樹，令人玩味的是，當初發現咖啡豆妙用的原因，竟然頗具有「毒品」的感覺。

衣索比亞的遊牧民族有一天發現家畜吃了某種樹木果實之後，變得活力十足，到處蹦蹦跳跳，於是他們也拿來食用，結果每個人都精神抖擻、神采奕奕。

後來他們還發明出將烘焙過的咖啡豆泡成香醇飲品的喝法，直到十七世紀時傳入歐洲。這就是咖啡的起源。

誠如前方所述，尼古丁與咖啡因都屬於生物鹼，是一種帶有苦味的植物毒素，人類卻將這種植物毒素當成藥品，自古流傳至今。過去在伊斯蘭國家中，當地民眾為了虔心鑽研教義，也會喝咖啡提振精神。即使是現在，當我們精神不振時也會抽一根菸、喝一杯咖啡或茶來提神醒腦，這些都是先人流傳下來的習慣。

可可豆是製作巧克力與可可亞的原料，其內含的可可鹼也是一種生物鹼，因此長久以來一直被當成是可以增強體力、增添活力的藥物。過去由於可可豆十分稀少，因此所有人都少量服用，使其發揮「少量為藥」的功效。

如今被列入毒品、嚴格取締的物品中，其實有很多過去都是藥品。鴉片的起源可追溯至西元前三四〇〇年，最早種植於美索不達米亞平原。根據紙莎草文獻的記載，西元前一五〇〇年左右的埃及，即有以鴉片止痛的習慣。

西元前人類就有吸食大麻止痛的歷史。古柯鹼的原料古柯葉具有興奮作用，日本與台灣皆嚴格禁止種植與流通，不過在南美國家，這是很普遍的高山症藥物。住在當地海拔較高的飯店時，飯店人員都會貼心準備古柯茶給房客飲用，在一般超市也能買到。

砂糖由於具有放鬆大腦、增添活力的作用，在過去也是非常珍稀且昂貴的藥品。現在認為攝取過量糖分會導致肥胖，但少量食用的確具有療效。換句話說，砂糖也算是一種「毒品」。

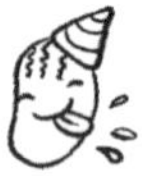

「毒品」不可被剝奪

回顧「毒品」的歷史，我深深覺得「人類是一種一定要藉由某種『毒品』汲取快樂才能活下去的動物」。過去世界各國的掌權者極力想從百姓身邊奪走讓他們感到快樂的「毒品」，卻從來沒有成功過。

香菸剛傳入歐洲時，許多國家為了阻止人民吸菸祭出重罰，凡吸菸者皆判死刑。可是過沒多久，又為了提升工作效率而鼓勵人民抽菸。

就連現在風靡全球的咖啡，以前在伊斯蘭國家中，也曾因為「具有與酒類相同的效果」引發是否可以飲用的爭議。然而當時咖啡早已深入民間，無法完全禁止，不久之後伊斯蘭法學家就提出「咖啡合法」的見解，平息紛爭。十七世紀，咖啡從土耳其引進歐洲時，羅馬教會將其視為來自伊斯蘭國家的「惡魔藥物」大加取締；相對於此，紅酒卻獲得認可，成為神聖的飲品。

綜觀過去，人類對於「毒品」的認定會受到時代背景、國家、宗教、制度與文化的影響，持續演變。在如此悠久的歷史當中，我認為作用緩慢卻不容忽視的袋裝零食，是現代應該要列入「毒品」行列的新成員。

基本上「毒品」對身體無益，但誠如一直以來外界對於香菸與大麻的爭議，實在沒辦法以簡單兩句話來認定何者為善、何者為惡，最多只能從是否濫用或用於犯罪用途上這兩個大方向，判斷合不合法或適不適當。

光看本書的遣詞用字，或許讀者會認為我對於「毒品」的接受度很高，不過千萬不要誤會，只要沒有特別說明，本書提及的「毒品」都是指「軟性毒品」和「超軟性毒品」。我是一位管理營養師，本書的主題不是藥物成癮，而是提出現代人飲食生活的隱憂，因此才會觸及「毒品」話題，統整飲食問題。

就是因為了解人類對於「毒品」的需求，我才會說「毒品」是人類的「必要之惡」。我在醫療機構看過無數患者的飲食習慣，我幾乎沒遇過完全不碰酒類、香菸、咖啡與甜食的人。這個比例相當低，可能三百人之中都沒有一個。換句話說，每個人都需要靠某種「毒」來療癒身心。如果我們的社會要完全禁止所有毒品的存在，我相信一定會冒出許多憂鬱症患者，自殺人數也會節節攀升。

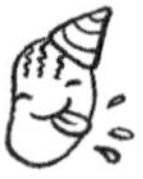

洋芋片是最廉價的「毒品」

包括洋芋片在內的袋裝零食，是現代人最廉價的「毒品」。只要用小孩的零用錢就能買到零食，不會造成經濟負擔這一點也令人感到滿意。更何況只要將零食放入嘴裡，大腦就能立刻感到快樂，這世上真的沒有比零食更輕鬆、更實惠的「毒品」了。

基本上，我們的社會對於香菸與酒類已經有了既定印象，將其歸類在「毒品」之列，因此這類產品都課予額外的稅金。不過再怎麼課稅，只要三百日圓就能買到，算是便宜的「毒品」。儘管如此，還是有比香菸與酒類更便宜的「毒品」，那就是只要一百日圓即可買到的袋裝零食。當手邊的零用錢不夠充裕時，就不得不尋求袋裝零食或和菓子饅頭這類便宜的快樂。

其實不只是洋芋片，「飲食」是最簡單、也最能獲得快樂的方法。不妨思考一下從非「飲食」手段取得快樂的經驗，就能明白我的意思。以我個人為例，我認為閱讀不只能放鬆心情，還能刺激好奇心，因此閱讀是我最「快樂」的時光。不過，要從書本上獲得快樂，需要花一段時間才能做到。雖然偶爾也會「失手」，買到自己不喜歡的書，但這種美麗的錯誤也算是另一種快樂。

有些人是從運動中獲得快樂，不過有些運動需要用到特殊器材、寬敞的場地或一起運動的夥伴，沒辦法隨心所欲，想運動就運動。此外，珠寶與高爾夫球這類昂貴的嗜好，也不是每個人都能享受，屬於難度較高的快樂。

日本是「食物不虞匱乏」的國家，飲食可說是最輕易獲得的快樂，各種食材搭配出不同的料理與菜色，吸引我們的目光。有空不妨去百貨公司的地下美食街逛逛，無論是高級食材或便宜食物，每個食品專櫃前都擠滿了人潮，簡直就像廟會一樣熱鬧。如果傍晚去逛，就會看到每個消費者的眼中只有食物，從四面八方洶湧而來，令人寸步難行。

那些消費者瞄準的是包裝得色香味俱全、各式各樣的家常菜，包括中華料理、義大利料理、法國料理、日本料理與泰國料理等。從外國觀光客將「百貨公司地下美食街」列入觀光行程的行為來看，不難發現放眼全世界沒有一個國家像日本一樣，每天都能吃到不同的異國料理，無論是松露、魚翅、鵝肝或知名壽司店的大餐也都一應俱全。

另一方面，正因為日本食物豐沛，大多數國民的大腦早已習慣「飲食」帶來的快樂。毒品其實也是與食物一樣可以輕鬆獲得快樂的方法，在食物缺乏的國家，毒品濫用的問題相當嚴重。雖說食物與毒品造成的問題無法相提並論，但這個現況告訴我們，人類天生就容易依賴簡單方便又隨手可得的快樂。

有人因抽菸而獲得安慰

坦白說，我認為近來日漸高漲的禁菸運動有點做過頭了。「只要抽菸人口減少，所有疾病的罹患率也會降低」——這樣的論調太簡單，也太強詞奪理。日本國會曾經提出「一包香菸調漲至一千日圓」的提案，但提出這項議題的政治家和醫師們即使不抽菸，他們還是可以從高級俱樂部、美食、珠寶、遊艇與收集骨董中獲得其他的快樂。日本前首相就曾經說過抽菸捲是他的興趣。不曉得他最愛抽的菸捲一根多少錢呢？我要強調的是，那些吵著要將一包香菸調漲至一千日圓的人，全都是錢多到花不完的富翁。

可是對於一般百姓而言，可就不是這麼一回事了。一杯兩～三百日圓的杯裝酒或燒酒、一包三百日圓左右的香菸、一包一百日圓的袋裝零食或大福，這些「毒品」是大多數民眾日常生活中少數可以讓他們喘息的嗜好品。比起高爾夫球與遊艇，這些全都是便宜又微小的生活樂趣，而且不像硬性毒品一樣會傷害身體，從這一點來看算是安全的「毒品」。

不只是禁菸運動，還有預防代謝症候群的健康對策，這類打著「健康」旗幟的全民運動愈來愈盛行。我不否認香菸、和菓子饅頭與酒類確實有害健康，但是對於只能以銅板買到快樂的平民百姓而言，剝奪這些生活樂趣是否就能真正獲得「健康」？難道要這些「明知自己的嗜好不好卻戒不掉」的人們，身心一有問題就靠藥物治療，這樣才算是正確的健康之道嗎？我不禁懷疑，醫藥界龐大的利益才是這場「國民健康大規模運動」的真正目的。

此外，身邊親友嚴厲的眼光也是壓力來源之一。我有時會遇到一些垂頭喪氣的男性患者，他們告訴我，他們的太太常常會像罵人渣一樣，指責他們戒不掉酒癮、菸癮與打小鋼珠的懦弱行為。看到他們感嘆的模樣，我真的相當痛心。如果因為他們的嗜好導致家庭負債，那就另當別論；但如果是認真工作，努力維持家計的老公，受到這樣的對待真的是太不公平了。我相信指責先生的太太，一定也很愛吃和菓子饅頭、巧克力或袋裝零食，並從中感到快樂。有空時或許還會出去學習才藝，與姊妹淘一起喝下午茶，享受放鬆身心的愉快時光。這些感受與先生從酒類、香菸及小鋼珠上獲得的快樂有何不同？個人認為只要沒有危及健康，而且維持正常生活，就不該阻止他們尋求快樂，並以幾近否定人格的方式加以斥責。

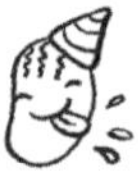

感到快樂的大腦機制

話說回來，大腦的快樂究竟是什麼？K小姐在形容吃袋裝零食的感覺時所做的描述，十分令人玩味。「每次一吃洋芋片，牙齒咬下的瞬間，我就會感受到大腦分泌出『某種物質』的感覺……這是一種前所未有的、其他地方找不到的幸福感。」她的這段話引起我的興趣，因為這與人類的大腦獲得快感時的狀態不謀而合。

腦科學家茂木健一郎先生曾經說過：「人類的幸福取決於大腦分泌的快樂物質。」當我們吃到美食而感到滿足時、當我們獲得快感時、當我們想要一口接一口地吃下去時，腦內都會分泌某種「快樂物質」，也就是神經傳導物質。目前已知的神經傳導物質超過五十種，多巴胺（dopamine）就是其中之一。

多巴胺可以活化人類的中樞神經系統，使人感到快感。興奮劑也同樣會刺激中樞神經系統，大腦一旦分泌出多巴胺，人就會產生欣快感或處於愉悅狀態。多巴胺亦稱為「腦內報償物質」，當我們吃到想吃的食物，或是期待下次還能吃到美食時，大腦就會分泌多巴胺。

此外，從腦下垂體分泌的β腦內啡（β-endorphin），也是讓大腦產生快感的物質。β腦內啡又稱為「腦內麻藥物質（腦內荷爾蒙）」，茂木先生曾在《食物的感受性》（食のクオリア／青土社）一書中說道：「請回想吃巧克力時的感覺，你不只會嘗到甜味、可可豆的苦味、順滑的口感，吃下去之後還會感受到無可言喻的滿足感。這種滿足感就是來自於β腦內啡等腦內物質。」事實上洋芋片也會引發相同的反應。

這類讓人產生快感的物質不只是飲食時才會分泌。β腦內啡能舒緩壓力造成的疼痛，目前已經有研究報告顯示，當產婦開始陣痛時，大腦就會在兩次陣痛之間的空檔分泌β腦內啡。許多媽媽在回顧生小孩的過程時都說「陣痛發作時雖然很痛，但不痛的時候會感到宛如置身天堂的愉悅感」，有些媽媽還會覺得「生小孩很開心」，這些都是β腦內啡帶來的好處。馬拉松選手最常感受到的「跑步者的愉悅感」（runner's high）就是最好的例子。受到神經傳導物質的作用所影響，他們在慢跑的過程中，痛苦的感覺會慢慢消失，並逐漸進入「宛如在空中飛翔」、「怎麼跑都不會累」的狀態。

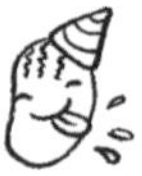

快樂的對象因人而異

究竟一個人做什麼事才能促進中樞神經系統分泌刺激物質，進而獲得快感？這個答案完全取決於個性。除了食物之外，還有購物成癮症、網路成癮症、賭博成癮症以及性愛成癮症等各種上癮族。當他們狂掃名牌單品、上網、沉迷於賭博或享受魚水之歡時，大腦就會分泌大量的神經傳導物質。

本身也是上癮族的非小說類作家衿野未矢女士，在《成癮症無可遏止》（依存症がとまらない／講談社文庫）一書中如此說道：「只要曾經體驗過大腦分泌神經傳導物質的感覺，這種快樂的體驗會深深烙印在腦海裡，這輩子都不會忘記。」她的說法與患有洋芋片成癮症的Ｋ小姐所說的「大腦釋放出『某種物質』的感覺」不謀而合。

關於神經傳導物質仍有許多尚未釐清的部分，不過學界大多認為其與厭食症和暴食症有很深的關係。厭食症患者即使已經瘦到身邊親友都驚恐的程度，還是會想要「再瘦一點」。這是因為減輕體重可以讓他（她）獲得快感，有時甚至會產生更強烈的恍惚感。

暴食症患者雖然會暴飲暴食，但吃進去的食物會全部吐出來，「吃得多又不發胖」就是他（她）獲得快感的原因所在。強烈的快樂真的會奪走一個人健全的判斷力，他們發病時的模樣讓我想起了戒不掉洋芋片的成癮患者。他們都認為那麼做很快樂，所以才會「明知不好卻戒不掉」。

只要是體驗過一次的強烈快感，大腦就永遠不會忘記。從住院病患的行為變化就不難發現這個道理。舉例來說，由於住院期間不能喝酒，因此愛喝酒的患者住院時，他們的心裡一定會覺得很難受，於是他們就開始轉向之前並不愛吃的甜點或口味偏甜的水果。嗜好的轉變就是大腦尋求其他物品填補滿足不了的快感的最好證明。

現代社會是壓力社會

不知各位是否發現到一件事，最近電視上現場轉播棒球比賽的場次愈來愈少了，你知道為什麼嗎？不只是因為鈴木一朗、松坂大輔與松井秀喜等選手離開日本職棒界，導致棒球比賽的收視率不斷滑落，收視族群中愈來愈少觀眾能趕在棒球比賽的現場轉播時段回家收看，也是原因之一。

凡是年齡處於工作全盛期的上班族，晚上九點、十點才下班回家的人所在多有，經常加班到大半夜的人更是不在少數。這些棒球迷通常都是看深夜新聞或上網看比賽結果。職業摔角比賽之所以取消現場轉播服務，也是基於相同原因。

日本直到昭和時代為止，即使是收入不高的人，下班回家一定會馬上洗澡，然後守在電視機旁一邊看職業棒球或職業摔角比賽的現場轉播，一邊喝著啤酒，抒解一整天的壓力。隨著時代轉變，現在整個社會都認為「工作到半夜理所當然」，在這樣的社會環境下，自然不容許享受生活樂趣的空間存在。

尤有甚者，政府出面宣導的代謝症候群健康對策，是讓這些被迫失去生活樂趣的上班族，覺得生活更苦、更悲慘的幫凶。曾幾何時，無論是街頭的王媽媽或巷尾的李小妹，每個人都大喊「節食、運動，撲滅代謝症候群！」的口號，讓中廣體型者過著「過街老鼠人人喊打」的生活。

不可否認的，調整飲食習慣確實是遠離疾病的重要條件。可是對於一般民眾來說，「心靈的養分」也是維持開朗心情、開心生活的關鍵。可惜現代社會已經養成了不分青紅皂白，動不動就一窩蜂的習慣。只要專家說酒類、香菸與甜食對身體有害，也不管這些嗜好品對某些人來說是「必要之惡」，一昧地強迫戒除，最後就會導致更多人罹患心理疾病。

假設某位六十歲愛吃和菓子饅頭的病患罹患了「代謝症候群」，儘管和菓子饅頭會逐漸增加他罹患糖尿病與高血脂症的機率，我也認為不應該完全戒吃和菓子饅頭，而是維持適度分量，這樣的飲食習慣對他來說才是能幸福生活的選擇。

在考量一個人的生活品質時，從這個角度來思考「健康」也不失為一個好方法。

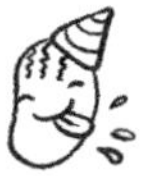

提倡健康的人也有不健康的一面

我一路觀察許多提倡養生飲食的名人，他們的生活模式讓我得到許多體會與領悟，從他們身上我發現「光有健康無法獲得快樂，失去快樂就會失去活下去的動力。」最明顯的例子就是許多提倡長壽飲食等「糙米蔬食」的老師都是重度癮君子，還有很多老師也愛喝咖啡。教導我飲食知識的醫生和牙科醫生也有許多不良嗜好，例如抽菸、風流、愛喝酒等。

接受他們指導的學生或病患，看到他們身為健康飲食的提倡者卻做出抽菸這種有害健康的行為，無不感到驚訝或失望；但正是因為他們需要指導別人，所以承受的壓力是別人的一倍以上，而這些從物理層面來看「有害健康」的嗜好品，卻能讓他們的大腦獲得「快感」。這一點讓我更加堅定自己的想法，每個人都需要依賴嗜好品療癒自己的心靈。

除此之外，還有另一個不可忽略的重點，那就是「理解別人的快樂是一件困難的事情」。德國納粹是全世界第一個研究肺癌與抽菸關聯性的政權，提倡禁菸運動的希特勒（Adolf Hitler）據說是素食主義者，他既不抽菸、也不喝酒，在精神層面上具有受虐傾向。

通常有受虐傾向的人遭受愈多嚴格限制，大腦就能獲得愈多「快感」。而且他們也會想要將自己的戒律強押在別人身上，這一點十分棘手。以希特勒為例，他要求開會時不准抽菸，還會贈送純金懷錶給成功戒菸者。一九三八年宣布空軍、郵局、公家機關、醫院與火車內全面禁菸，納粹更打出「健康是義務！飲食不只是為了維持自身健康！」的宣傳標語。

雖然納粹極力倡導健康，希特勒卻是個不折不扣的甜食愛好者，甚至還有書籍記載「希特勒一天要吃一公斤巧克力」。希特勒的例子又讓我深刻體認到，人類最大的特質或許就是無心理解別人的快樂。這句話或許也可以反過來說，別人的快樂是無論自己多用心也無法理解的事情……

以「健康」為名、令人困擾的強迫推銷

接下來我要分享因過度注重「身體健康」反而弄巧成拙的例子，雖然這些例子比較極端，但值得我們深思。在實踐長壽飲食法的族群中，有些人一看到身體不健康的病患就會說：「你之所以生病，都是因為你的飲食完全違背了糙米蔬食的觀念。」這些人通常都不顧慮對方的嗜好與飲食習慣，強迫別人接受自己覺得好的飲食內容。即使對方家人出來打圓場，表達病患「喜歡吃白飯」、「偶爾也想吃肉」的心情，他也

充耳不聞，只以一句「那些食物會傷害身體，絕對不能吃」就斷絕了病患的希望，而且他一定會再補上一句「我都是為你好」。這樣的行為說穿了就是善意的強迫推銷。

我個人也有好幾次「深受其害」的經驗。我有一個習慣，只要到外地演講，當天晚上我一定會泡一個舒服的澡，悠閒地喝著啤酒，好好放鬆心情。對我而言，喝冰啤酒、抽香菸就是我最快樂、最幸福的時光。有一次我到外地演講，遇到了讓我氣極敗壞的狀況，主辦人擅自幫我預訂糙米蔬食的餐廳，餐桌上放著糙米飯、味噌湯與蔬菜料理，而且那家餐廳還禁菸禁酒。之前我已經跟對方表明「我想自己吃晚餐，不需幫我準備」的意願，沒想到他還是做了這樣的安排。

在我看來，主辦人的行為根本與軟禁無異。我只好一個人在陰暗的包廂中默默地吃著晚餐，愈吃愈氣。打著「健康」的旗幟強迫別人接受自己的觀念，這樣的行為不僅讓我怒火衝心，菜色也完全不合我的胃口，我的五臟六腑早就氣得舉白布條抗議了。我的健康指數因為這件事情急速下降。

我的悲慘遭遇只有一天，這還算好的，若是該位主辦人的家人不喜歡吃糙米蔬食的話，那就真的是一場悲劇了。在這樣的壓力下生活，一定很快就會罹患心理疾病。事實上，因堅持吃長壽飲食而離婚的例子並不少見。

在美國有很多夫妻因慢跑而離婚。這些太太都會說「我這麼做是為先生的健康著想」，不過，我可以想像先生每天一大早被太太叫起床，頂著惺忪雙眼蹣跚跑步，愈跑愈累的模樣。無論是因為慢跑或是因為長壽飲食而離婚，這些婚姻的最大殺手就是善意的強迫推銷。

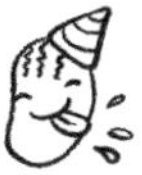

吃健康飲食就能擁抱健康嗎？

或許有很多讀者曾經聽別人分享過「吃糙米蔬食治癒疾病」的經驗。我相信的確有些病患因為糙米蔬食重獲健康，但不可否認的，也有很多病患因為只吃正統的糙米蔬食，將其他所有食物都當成「對身體有害的毒藥」，最後導致營養失調而失去寶貴生命。

在我接觸過的病患中，有一位年齡不到三十五歲的家庭主婦，體重卻只有三十幾公斤，看起來就像是皮包骨。她不僅有停經的問題，肌膚也相當粗糙，仔細詢問之後，才發現長期以來她完全不吃動物性的食物，就連柴魚片和小魚乾熬煮的湯也不碰。她的先生很不認同她這樣的飲食習慣，曾經多次勸她，但她一點都聽不進去。

每天過著這樣的生活，夫妻之間早已有名無實，彼此都在考慮離婚的事宜。這位太太日子過得很辛苦、也很痛苦，最後終於鼓起勇氣求診。值得慶幸的是，這位太太眼看著自己愈來愈瘦，開始懷疑「這樣的生活是否正確」，也因為她的警覺心保住了自己的一條命。不過，這一路走來，我看過無數跟她一樣處於高度危險狀態的病患，類似的情形真的不少。

我相信這些一味追求健康的人，一開始只是想要「過著健康幸福的日子」而已。可惜的是，由於堅持只吃「健康飲食」，久而久之便導致家庭關係惡化、精神壓力，甚至失去健康，與原本的希望背道而馳。其實在發現不對勁時只要立刻調整就好，為什麼她還要如此堅持這樣的「健康法」呢？我認為問題就在於，像她這樣一味追求健康的人，在不知不覺中會以「貫徹自己的堅持」為人生目標。對於因貫徹堅持而獲得健康的人來說，「抑制慾望、限制自由」的做法就是「快感」來源。

雖說吃健康飲食並不一定能擁抱健康，但人類真的是一種複雜且深奧的動物，無法以單純理論一語概之。

愈來愈嚴重的窒息感、愈來愈少的快樂

N小姐吃袋裝零食是為了抒解壓力，像她這樣想要追求強烈快樂的人，通常本身都會感受到高度壓力。我發現很多在學校服務的老師都有壓力問題。愈來愈多老師因為心理疾病而申請留職停薪，在報章雜誌上也經常可以看到老師因猥褻或性騷擾而被逮捕的報導。我相信這之中一定發生了不可忽視的嚴重問題。

我第一個想到的就是封閉的環境。我小時候只要做錯事一定會被老師打得很慘，如果我哭著回家，又會被父親暴打一頓，這種情形常常發生。換句話說，我那個年代的父母十分尊敬老師，甚至到了不問來龍去脈，劈頭就說「是你做了錯事讓老師生氣，一切都是你不對」的程度。在那個年代裡，高中或大學畢業生相當少，因此一般人對於老師都會有一種「很厲害、值得尊敬」的感覺。

不過最近嚴格禁止打罵學生，即使只是口頭責罵，家長也會到學校抗議「我小孩沒有錯！」不只是有愈來愈多家長提出無理要求，老師們還必須關心學生的心理問題，創造學生想要上學的意願。除此之外，還要輔導問題學生，指導社團活動，工作相當繁重。而且許多老師即使是假日也不得閒，平日回到家都已經晚上十點了，回家

後還要改作業或製作教材，完全沒有休息時間。

累積的壓力一定要靠快樂來療癒，否則就會導致心理崩潰，可是在日常生活中，可以讓他們的大腦獲得快樂的機會卻愈來愈少。不只是沒有假日，許多中小學更規定全面禁菸，連教職員室也不例外。重點是放學後還不准喝酒。

這讓我想起在某個學校演講飲食健康時，校長說了這麼一段話：「雖然今天是以健康為主題進行演講，沒想到你竟然說分出吸菸區與禁菸區會比全面禁菸還要好，真令我感到驚訝。你讓我想起了三十年前，那個年代只要一放學，學生都回家去之後，我就會在校長室拿出碗來喝酒，現在如果做這樣的事情肯定會沒完沒了。」校長話說到這裡就結束了，但從神情中我可以感受到他很懷念當年的情景。

我是一位從事飲食指導的專家，現代人的飲食生活潛藏許多問題，我絕對不會說「只吃自己喜歡的食物就好」，但也不能因此就認為「錯誤的飲食習慣是導致疾病的原因，唯有正確的飲食才能治癒疾病」，我無法認同這樣的觀念。不過現在是個很容易累積壓力的時代，吃袋裝零食或巧克力讓大腦感受到快樂，也是某些人維持健康的重要關鍵。

這幾年的日本給人一種強烈的封閉窒息感，就算想要理解別人的快樂，也做不到各退一步，互相「妥協」，創造雙贏的局面。就像愈來愈盛行的禁菸運動，如果可以取消全面禁菸，徹底執行吸菸區與禁菸區的政策和配套措施，相信一定可以營造出雙方都覺得舒適的環境……

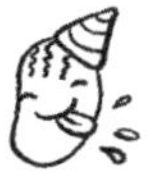

等同「毒品」的袋裝零食注意事項

在前頁解釋療癒心靈的「毒品」歷史時，我也將袋裝零食視為毒品的一種，闡述它帶給人類的快樂。在本章的最後，我想要說明一下這類新「毒品」有別於其他毒品的不同之處。

袋裝零食與傳統「毒品」最大的不同，就是在一般社會的認知中，袋裝零食並不屬於「毒品」。因此，不管是大人或小孩，每個人都會吃零食。換言之，大家對於它帶來快樂的影響力完全沒有防備，毫無「警戒心」。雖說袋裝零食是「必要之惡」，但它對於幼童的腦部會造成過度刺激。關於這一點，我將在第六章詳細說明，我要在此呼籲所有的家長，不要再給小孩吃零食了。

不只是小孩，我也要呼籲一般的成年人注意，袋裝零食「會讓人在不知不覺中成癮」。讓我舉個例子來說明，假設你的朋友每天空腹喝酒，你會做何感想？我相信你一定會很擔心你的朋友染上酒癮。事實上，長時間過這樣的生活，遲早會有酗酒（酒癮）的問題。話說回來，如果每天空腹吃袋裝零食，相信自己與周遭親友都不會認為「吃零食會吃上癮」。不過誠如我之前所說，既然袋裝零食屬於「毒品」，長期食用一定會成癮。

零食上癮其實已經成為實際發生的問題，尤其在上班族之間最為嚴重。遇到要加班的日子，一到傍晚六點左右，很多上班族就會開始拿出洋芋片等袋裝零食來「墊一下肚子」。

這個現象從愈來愈多企業設置「急救零食箱」即可看出端倪。受到少子化影響，零食廠商為求生存，想出在辦公室裡設置「急救零食箱」以達到擴大銷售量的目標，這個行銷手法也造福了不少上班族。由於手邊還有工作需要處理，根本無心到外面吃飯，即使如此，還是想要先吃點東西。遇到這個時候，只要在辦公室一角設置「急救零食箱」，就能隨時買到袋裝零食或巧克力。有些廠商甚至打出全品項均一價的低價策略，每個產品都只要一百日圓，不會造成上班族荷包的負擔。

我們小時候家家戶戶都會放一個急救箱，名為「越中富山家庭藥箱」，業者會定期到每個家庭造訪，補充用完的藥物並收取藥錢。「急救零食箱」就是採用相同方法，由零食廠商派出業務員前往各大公司機關，補充零食並收取貨款。

對於想要「墊肚子」的上班族來說，買「急救零食箱」裡的袋裝零食來吃就像是吃下午茶一樣輕鬆，但事實上，這樣的行為相當於每天都將袋裝零食當「晚餐」吃。以「毒品」取代正餐是一件十分危險的事情。長久以往下來，大腦就會執著於袋裝零食與巧克力給予的強烈快感。一旦變成這樣，大腦就無法從正餐中獲得滿足。

雖然我在前頁說過，我們必須接受「毒品」是「必要之惡」的事實，但我指的是在正常情形下的認知。將袋裝零食當「晚餐」吃，與爺爺奶奶在飯後吃一塊和菓子饅頭、喝一杯酒或是抽一根菸的行為，對於身心的影響程度完全不可比擬，絕對不可混為一談。

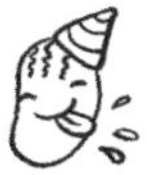

問題就出在現代人的工作型態

就算我們嚴厲斥責上班族對袋裝零食毫無警戒心，隨隨便便就當晚餐吃的行為，也無法解決這個問題。追根究柢，問題就出在現代人的工作型態。

從好幾年前開始，企業為了提升經營效率刪減人事費用，從此之後，深夜加班就成為辦公室裡最常見的景象。晚上九點、十點才回到家，過了晚上十點才吃晚餐，這樣的生活對上班族而言可說是家常便飯。

換句話說，要上班族在傍晚吃晚餐已經成為不可能的任務。現代人通常都是在快接近深夜，甚至是過了半夜才吃晚餐。相對於此，中午十二點吃午餐的習慣並未改變，也就是說，在午餐到晚餐之間大約相隔了十一～十二個小時。

晚餐原本是在晚上六點吃的正餐，因此遇到需要加班時，上班族很自然就會想要吃點東西。偏偏手上還有工作要處理，不可能出去吃飯，於是只好「隨便吃點什麼墊一下肚子」。

根據統計，下午六點左右也是罐裝咖啡銷售量最好的時候。這就代表這個時候覺得肚子有點餓的人，會喝罐裝咖啡取代正餐。這種將「毒品」當正餐吃的飲食習慣，就是導致零食成癮，變成嚴重疾病的原因。因此我不鼓勵這樣的飲食習慣。

改變社會型態，讓所有人都能在固定時間吃正餐，才能避免愈來愈多人將「毒品」當正餐吃。無論是男性或女性上班族都應該早點回家，與家人親友一起圍坐在餐桌邊享用晚餐。雖然這樣的理想狀態不可能一蹴可幾，但如果不努力就不會實現。所有人都應該建立共識，一步步打造重視生活價值的現代社會。

飲食問題就是生活問題。當深夜加班已成習慣，將袋裝零食等「毒品」當正餐吃的社會型態再不改變，一定會有愈來愈多人成為重度的零食上癮族。一旦陷入這樣的情形，大腦就不再感到快樂，反而會陷入痛苦的戒斷反應之中。「毒品」成癮症並非「必要之惡」。

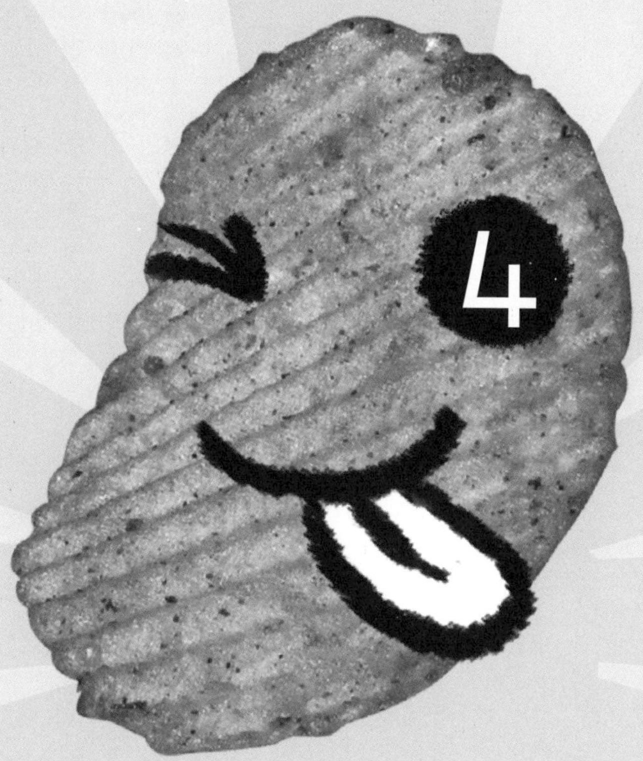

無法忌口的危機
隱藏在窈窕曲線中

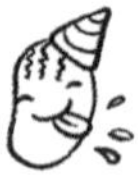

飲食習慣是婦科疾病的重大成因

原本只想吃袋裝零食和巧克力「墊一下肚子」，卻變成實質上的「晚餐」，乍看之下可能很多人認為這只能算是「輕食」。但事實上，這樣的飲食習慣卻讓愈來愈多年輕婦女罹患婦科疾病。個人認為這個問題相當嚴重，因此本章將詳細說明袋裝零食對於婦女的影響。

婦科疾病是目前急速增加的疾病之一。我任職的醫院中沒有婦產科，可是接受我飲食指導的女性病患，卻有許多都是乳癌、子宮癌、卵巢癌、子宮肌瘤、子宮內膜異位症、卵巢囊腫、ＰＭＳ（經前症候群）等婦科疾病患者。在這些婦科疾病中以乳癌的成長率最高，目前每二十位日本女性中就有一人罹患乳癌。而且三十到三十九歲的年輕女性罹患比例逐年增加，也是一大隱憂。其他癌症並沒有如此明顯的年輕化趨勢。此外，在二十～三十九歲的癌症患者中，也以女性占絕大多數。閱讀本書的女性讀者，如果妳也屬於這個年齡層，或許在妳認識的親朋好友之中，至少有一、兩人曾經動過子宮、卵巢或乳房方面的手術。

以我超過二十年長期觀察患者飲食習慣的經驗來看，婦科疾病患者的飲食習慣都

不同部位癌症患者數的比例（女性・2004年）

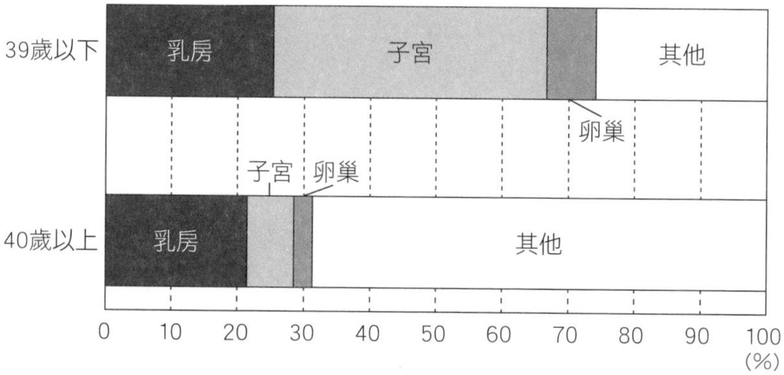

（根據國立癌症中心癌症對策情報中心「部位別癌症罹患數比例預估」資料製成）

有極為類似的特性，就是脂質含量較高，關於這一點我將在後方章節詳述。

女性荷爾蒙是由膽固醇組成，因此膽固醇可說是人體的必要物質。不過，一旦攝取過量，就會導致女性荷爾蒙過度分泌，我認為這就是罹患婦科疾病的原因。許多研究學者也指出，飲食習慣是導致罹患女性荷爾蒙相關疾病的最大因素，其影響力遠比其他疾病還要高。其中尤以乳癌最為驚人。我十分認同這個結論，因此深感危機。

油脂含量較高的飲食內容會提高罹患婦科疾病的風險。換句話說，以袋裝零食取代晚餐，可說是一件相當恐怖的事情。妳是否也與我有同樣的想法？另一方面，受到少子化與經濟不景氣的衝擊，零食廠商為了生存紛紛以女性族群為目標，研發新產品，提升營業額。放眼目前的零食市場，不僅推出女性接受度高的棒狀零食，也開發出使用橄欖油、具有健康概念的零食，這些行銷策略讓袋裝零食成功滲透至女性族群之中。

注重健康的女性更應小心

有愈來愈多男性與小孩因為吃太多袋裝零食而發胖，因此到目前為止，一般人在看袋裝零食所造成的問題時，還是專注在對於男性與小孩的影響。肥胖的確是需要重視的問題，不過，急迫性還不至於到攸關生死的程度。

可是，袋裝零食對於女性的影響比對男性與小孩還高。從「解饞墊肚子」的小習慣演變成每天將袋裝零食與巧克力當「晚餐」吃的飲食行為，會增加罹患乳癌這類危及生命的重大疾病的風險。許多婦科疾病在被醫生檢查出來時，通常都已經到了必須進行重大手術，或是處於病情告急，可能影響性命的狀態。現在有愈來愈多三十幾歲的年輕女性罹患乳癌，留下年幼的小孩離開人世，這個問題真的很嚴重。是減少罹患代謝症候群的男性患者重要，還是減少罹患乳癌的女性患者急迫？若要我說哪一個才是當務之急，我認為後者已經到了刻不容緩的程度。從這一點來看，常吃袋裝零食所造成的影響，女性比男性還要危險。

另一方面，女性通常比男性注重健康，這也是我比較擔心女性的原因。愈年輕的女性愈重視身材，隨時都有「不想發胖」的警覺心，對於過度飲食相當敏感。如果傍晚吃了袋裝零食「墊肚子」，就會為了控制熱量而不吃正餐。

由我負責調整飲食的女性患者中，大多數都不吃正餐，只吃餅乾或甜麵包填飽肚子。之前提過會讓大腦成癮的「美味三重奏」與「美味四重奏」，不只是袋裝零食最常用的原料，也是甜麵包富含的成分。這些女性患者不是拿它們來墊肚子，而是當正餐吃。更嚴重的是，她們的身材都很苗條，很少有人發胖。

換句話說，注重美貌的年輕女性在從食物獲得快樂的同時，也會冷靜地選擇不發胖的飲食方法。吃進「令人感到愉快的食物」，然後再以不吃正餐的方式控制熱量。愛吃袋裝零食的K小姐也表示，她就是覺得吃洋芋片就夠了，所以不吃晚餐。

如果這些女性在吃下高熱量零食後，又確實吃三餐的話，結果究竟會怎樣？相信她們已經從自己身材早已走樣的媽媽身上得到教訓了吧？可是她們真的戒不了吃袋裝零食的習慣，於是只好把「毒品」當成正餐，這是唯一的方法。明明戒不了袋裝零食卻能維持窈窕身材，這就是我覺得袋裝零食對女性影響較令人擔憂的原因。

女性靠「大腦」飲食、男性靠「胃容量」飲食

無論是哪一種「毒品」，它們之所以會縮短人類的壽命，都是因為人類靠這些毒品填飽肚子的關係。某位知名相聲家才五十一歲就死於酒精性肝硬化。他很愛喝酒，即使醫生勸他戒酒，他也不聽。我認為他最大的問題就是長期以酒精「填飽肚子」。他如果有好好吃正餐，再搭配酒一起喝，絕對不可能瘦到病態的模樣。

另一個問題，則是「吃飯會胖」的這個錯誤觀念。最近就連我那個還在念小學的女兒也在節食，每餐吃下的白飯分量就跟裝醃漬烏賊的小碟子一樣。

透過飲食控制熱量時，白飯通常會成為犧牲品。事實上白飯不含任何多餘調味料與添加物，純粹是由水和米所組成的熱量來源。人體可以輕鬆地消化吸收，也是完全不傷害身體的主食。日本國民每人的白飯消耗量從一九六二（昭和三十七）年達到一百十八公斤的顛峰期之後就逐年遞減，到了二〇〇八（平成二十）年剩下一半，只有五十九公斤（農林水產省概算）。換言之，大約五十年前，日本人每天還會吃四・六

碗飯，如今只剩二．三碗飯。

話雖如此，男性還是維持正常飯量，當男性吃光牛肉蓋飯餐廳的「特大碗牛肉蓋飯」，或是大分量的豬排咖哩飯時，心中總是會感到無限喜悅。而且一般在定食餐廳中會點大碗飯的客人，清一色都是男性。

如果真的要區分出兩性在飲食上的差別，我認為女性是靠「大腦」、男性則靠「胃容量」選擇想吃的食物。雖然我也聽說過有男性喜歡吃袋裝零食，但他們通常都是先用白飯填飽肚子，好好吃完正餐之後，才吃袋裝零食解饞。就像第一章介紹的S先生，他雖然一天只吃一餐，但絕對會吃飯。

雖然吃下大量白飯，又狂吃袋裝零食的飲食行為，會讓人逐漸發胖，並慢慢提高罹患高脂血症與糖尿病等各種疾病的風險。但比起用袋裝零食「填飽肚子」且不吃正餐的飲食習慣，可說是安全多了。

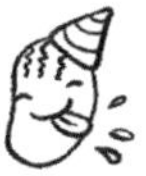

積少成多的「高脂肪」女性族群

根據多年來的觀察，就一整天的飲食內容內看，我發現女性比男性「更容易吃進較多的脂肪」。由於女性怕胖，通常不吃看起來分量較多的牛肉蓋飯、烤肉或油炸食物等料理。不過，雖然她們會避開油膩食物，但如果從整體菜色來看，女性很明顯地會選擇高脂肪餐點。

各位應該常常聽到女性說「為了維持健康，我每天早上都吃沙拉、水果與優格」、「中午我想多吃蔬菜，所以就吃了沙拉與義大利麵」不過，沙拉並不是只吃到生鮮蔬菜。或許女性真的想在早上吃蔬菜果腹，但最後總是會吃下大量的沙拉醬、美乃滋等油脂，以及優格中含有的糖分與脂肪。蔬菜三明治也是同樣的道理。一般人之所以覺得三明治好吃，是因為吐司麵包上塗滿了植物奶油、美乃滋或酸奶油等油脂的關係。

女性大多會選擇麵包類早餐。根據二〇〇六年「飲食生活相關輿論調查」（ＮＨＫ放送文化研究所調查）結果，男性吃飯類早餐的比例比麵包類早餐高，女性在十六到二十九歲的年齡層中，「百分之五十四吃麵包類早餐、百分之三十五吃飯類早餐」，呈現出以麵包類為主流的飲食型態。

關於早餐吃麵包還是飯的差別，我發現主食不同，配菜也會跟著改變。就像老大換人當之後，「身邊小弟」也會重新洗牌一樣的道理。早餐吃飯一定會搭配味噌湯、魚乾、涼拌菜等料理；如果吃麵包，就會搭配煎蛋卷、沙拉與紅茶等組合。從脂質熱量來比較這兩種菜色，會發現飯類早餐只有百分之十四，相較之下，麵包類早餐竟然高達百分之四十。麵包正是因為添加了大量油脂與砂糖，吃起來才會覺得美味。由此可見，影響健康的因素不在於單項食物，而是整餐菜色的搭配，這就是現代人最容易產生的盲點。

我想大多數家庭都是由女性來準備早餐，由男性準備早餐的比例較低。女性喜歡早餐吃麵包的原因不外乎「一大早就要煮飯，真麻煩」、「早餐如果吃飯就一定要準備小菜才行」……由於嫌麻煩而選擇吃麵包，但無論原因為何，從現狀來看，女性喜歡的飲食內容通常都是「積少成多的高脂肪飲食」。

資訊爆炸導致的零食上癮族

人類吃東西的最大目的就是要填飽肚子。不管維他命、礦物質或食物纖維有多重要，只要不攝取熱量（卡路里）就無法活下去。在深山中遇到山難時，可補充熱量的和菓子饅頭與巧克力，會比含有大量維他命的菠菜更能保住性命。

碳水化合物、脂質和蛋白質這三種營養成分可以補充人體熱量，由於日本氣候適合種植稻米、小麥、雜穀與芋薯類，因此日本人長久以來都吃這類主食果腹。米飯、烏龍麵、蕎麥麵、麻糬、烤餅與芋薯類等食物，都是祖先們代代相傳的主要糧食。我來自茨城縣，小時候一天三餐幾乎都是吃飯，搭配一點點菜，大人們通常會吃到兩、三碗飯。

雖然米飯、麵類與芋薯類也含有脂質，但含量極低。以米飯為例，一碗（約一百五十公克）飯的脂質大約只有〇・四五公克而已。以飯為主食時，可以吃到七、八分飽，剩下的兩、三分即使吃再多油膩食物，也不會攝取過多脂肪。

因為「吃飯好像會胖」這種似是而非的理由而不吃飯，人體自然就需要仰賴其他食物補充熱量，這就是現代女性常吃麵粉類或西式主食的原因，包括麵包、甜麵包、玉米穀片與義大利麵等，幾乎都是女性族群的最愛。K小姐就是以洋芋片代替主食填飽肚子，她就是最典型的例子。連她自己都沒發現，不良的飲食習慣為她帶來了比吃飯發胖更恐怖的結果。

我一直認為資訊是造成恐怖後果的元凶。前一陣子，我在某個報紙上看到這樣的報導：「世界最大的炸雞連鎖餐廳宣布將在今年夏天推出主打健康概念的全新經營模式，餐點將以非油炸的雞肉與蔬菜等健康飲食為主，店內與外觀裝潢也會採用年輕女性喜歡的設計，希望能打響該品牌在年輕女性客層心目中的知名度。」近來飲食界只有一個流行趨勢，那就是「吃蔬菜等於吃進健康」。話說回來，以炸雞為主的速食店，是否只要增加沙拉品項就可以算是強調健康的餐廳？這一點值得我們深思。

拜蔬菜信仰所賜，只要在速食與西式甜點中添加蔬菜，報章雜誌就會大肆報導這些食物「充滿健康概念」或是「對身體有益」。就連袋裝零食只要主打「以健康的黃綠色蔬菜製作而成的餅乾」，就能吸引更多女性為了補充缺乏的蔬菜營養而購買。

真弓定夫醫生是一位我很尊敬的小兒科醫生，長期以來他一直強調：「影響飲食習慣最大的公害就是資訊爆炸所帶來的傷害。」他的觀點如今看來真的很有道理，事實也的確朝著這個方向發展。愈是「注重健康」的女性，愈容易陷入資訊爆炸的陷阱之中。

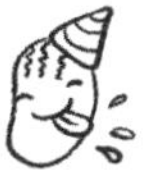

麵包是高脂肪飲食的關鍵

難得有機會可以揭開食物的真相，接下來就容我為各位介紹麵包「不為人知的一面」吧！只要稍微注意一下麵包店，就會發現店內排隊等著結帳的顧客，大多數都是女性。由此可見，女性真的很喜歡吃麵包。許多媽媽都說「早餐吃飯還要做菜，真的太麻煩了」在我看來這個理由只是藉口罷了，真正的原因其實是，每天負責做早餐的她們喜歡吃麵包，如此而已。

我小時候吃過學校營養午餐供應的熱狗麵包，吃起來很乾，感覺只要放一天就會變得跟鐵條一樣硬。反觀最近的吐司麵包，放了一天還是那麼柔軟有彈性，變化真的很大。如果要進一步探究到底是什麼變了，其實就是原材料。

這幾年的吐司麵包大量使用砂糖、油與食鹽，也就是「美味三重奏」。仔細看包裝背面的營養標示，就會發現除了主原料麵粉之外，用量第二多的就是油脂類與砂糖。換言之，吐司麵包也變成甜麵包了。

學校營養午餐供應的熱狗麵包由於口感很乾，因此一定要搭配果醬或植物奶油。如果不抹任何果醬或奶油直接吃，咬下的瞬間就會脆掉，乾硬的麵包粉便會卡在喉嚨，不容易下嚥。麵包抹果醬或奶油的吃法其來有自，當食物含有一定的水分，我們吃起來才會覺得好吃。以米飯為例，如果水分含量只有百分之五十，吃起來就會乾乾硬硬的，好吃的米飯必須含有六成左右的水分；若是烏龍麵，含水量必須高達七成才會覺得好吃。含水量七成相當於人體的水分含量，可是麵包只含有百分之三十的水分，因此當我們吃下乾硬的麵包時，唾液就會被麵包吸走，增加咀嚼難度。為了改善口感，讓麵包更好吃，就必須利用奶油、植物奶油等油脂類，或是果醬等糖分在口腔中形成一層保護膜，才能避免麵包吸附唾液。這幾年的吐司麵包之所以愈來愈好吃，就是因為在製作過程中添加了上述原料。

不只是添加油與砂糖讓麵包變好吃，以麵包為主食時，通常都會搭配蛋類，包括荷包蛋、火腿蛋或煎蛋卷，以及淋上醬汁的沙拉，這些全都是脂肪含量相當高的配菜。沒有人認為麵包搭配涼拌菠菜與納豆會好吃。綜觀下來，以麵包為主食的菜色所攝取的脂質熱量，比以米飯為主食時，高出近三倍左右。雖說同樣是碳水化合物，主食是麵包或米飯，會造成截然不同的結果。

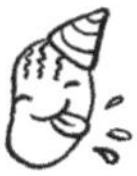

聊天時必備的「毒品」

一般來說，女性比男性愛聊天。通常早餐吃麵包時，一到中午早就飢腸轆轆，若問女性上班族要去哪裡吃午餐，選擇基準絕對是「飯後可以喝一杯咖啡，盡情聊天」

的餐廳。不管肚子有多餓，她們還是不會選擇去蕎麥麵店或定食餐廳。這樣的結果導致義大利餐廳或咖啡廳前，每到午餐時間就會排滿等待空位的粉領族。

外食的脂肪含量（一餐）　（%）

番茄醬義大利麵	31～45
海鮮番茄義大利麵	46～53
綜合口味披薩	36～46
炸蝦蓋飯	13～19
牛肉蓋飯	17～20
豬排蓋飯	13～16

（根據《五訂補日本食品標準成分表》資料製成）

你是否也發現了一件事？在一群人聊得正起勁的場合中，如能使用某些「毒品」助興，更能營造熱烈氣氛。這就是全世界咖啡廳之所以會成為知識分子最主要的社交場所的原因，而且適量的酒類也是社交場合中不可或缺的助興品。當初歐洲各國政府下令咖啡廳與酒吧全面禁菸時，曾經引起當地民眾強烈的抗議。此外，在本書中登場的「洋芋片成癮症」患者N小姐與S先生，他們在跟三五好友聚在一起聊天時，也會開心地吃著袋裝零食與甜點。

女性顧客最愛的餐廳與咖啡廳所提供的菜色中，其實也使用了大量油脂與砂糖，這些物質就跟毒品一樣會讓大腦感到快樂。義大利麵除了使用橄欖油之外，還添加了許多鮮奶油、起士等乳製品與雞蛋，再加上火腿、香腸等肉類加工食品，一不小心就變成高脂肪料理。

通常午餐套餐會再搭配一道淋上醬汁的沙拉，如果還附贈麵包，盤子上一定會有用來佐麵包的橄欖油或奶油。若是飯後想要喝咖啡聊是非，就會想要加點冰淇淋、蛋糕、優格等口感香甜、味道濃郁的甜點。

仔細看看這樣的菜色搭配，每一道都是會讓大腦感到「愉悅」的料理。另一方面，男性吃飯時比女性安靜，定食餐廳、烏龍麵店與蕎麥麵店對男性顧客來說是最好的選擇。男性顧客最常點的菜色包括烤魚定食、豬排蓋飯、牛肉蓋飯與炸蝦蓋飯等，全都是以米飯為主食的料理。而且「美味三重奏」的用量也相對較少。雖然乍看之下分量很大，但男性通常都會確實吃飯填飽肚子，因此可以降低含有膽固醇的食材攝取量，避免吃進過多脂質。

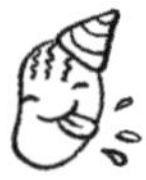

乳癌與膽固醇

接下來我要花點篇幅，具體解說高脂質飲食增加婦科疾病罹患率的原因。我希望所有戒不掉袋裝零食的人，都能了解這一點。

一般人一聽到膽固醇就會認為這是不好的物質。事實上，膽固醇是許多荷爾蒙的生成原料，包括女性荷爾蒙在內。此外，構成人體的細胞與細胞膜的主成分，以及負責消化脂肪的膽汁酸，也都需要膽固醇才能製造出來。過去曾經有一位長年食用糙米蔬食，完全不吃任何動物性食品，就連柴魚高湯也不喝的女性讀者，在讀了我的書之後，寫了一封信給我。信中寫道：「自從我在正餐中加入海鮮料理之後，我的生理期又恢復正常了，我好開心自己還沒失去女性這個身分。」另一方面，還有許多過去只吃麵粉類或西式主食，無法戒掉零食的女性患者，在我的建議之下慢慢以飯類為主食，原本嚴重的生理痛與生理不順等問題明顯獲得改善，這樣的例子也屢見不鮮。膽固醇是製造女性荷爾蒙的原料，過與不及都會導致婦科疾病的問題。

在美國，每八名女性就有一名罹患乳癌。因此美國醫學界對於乳癌的研究相當興盛，大多數學者都認為罹患乳癌的原因在於「飲食生活占百分之八十、遺傳占百分之二十」。即使是日裔美人，罹患乳癌的比例也與正統美國人相差無幾，更確定了這份研究結果的權威性。

目前已知乳癌會受到雌激素（動情激素）這個女性荷爾蒙的影響，病情日趨嚴重。膽固醇也是生成雌激素的原料，當卵巢有足夠的膽固醇就能分泌雌激素。不過，一旦膽固醇含量過高，就會分泌過多雌激素，增加罹患乳癌的風險。長期維持早餐吃麵包、午餐吃義大利麵、晚餐吃洋芋片的飲食習慣，自然就會瞬間提高乳癌罹患率。恕我直言，我認為改善不良飲食習慣，會比照乳房攝影檢查乳癌，更能達到預防乳癌的效果。千萬不要忘記，健康檢查無法預防疾病，只能早期發現而已。

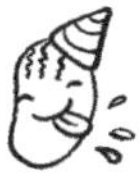

雌激素過多的社會

雌激素除了能幫助卵泡成熟、促進排卵，與月經週期息息相關之外，也能潤澤肌膚、打造堅挺乳房，是雕塑凹凸曲線的重要成分。此外，亦可強化血管與骨骼，調整大腦和自律神經功能，因此女性一到五十歲左右，卵巢分泌的雌激素就會愈來愈少，這個時期就是一般所謂的更年期。有些婦女甚至會出現嚴重的更年期障礙。

一九五〇年代後期的美國十分盛行荷爾蒙補充療法（hormone replacement therapy, HRT），這是一種可以留住青春的奇蹟療法，只要口服雌激素就能永保年輕與美麗，使得所有女性趨之若鶩，一下子就普及開來。不過，這個夢幻般的神話到了一九七五年突然急轉直下，研究發現採取荷爾蒙補充療法的患者，罹患子宮癌、乳癌、心血管疾病、靜脈血栓、腦中風等疾病的風險變高，證實濫用雌激素可能會對人體有害。現在除了口服雌激素之外，還會並用黃體激素等女性荷爾蒙，醫生在採取荷爾蒙補充療法時變得更加慎重。

這個事件告訴我們，雌激素過多會提高罹患乳癌與子宮癌的風險。而雌激素過多的原因，除了飲食之外，現代社會的生活型態也脫不了關係。

首先影響的就是女性生理期變長了。換言之，就是初潮年齡降低以及停經年齡往後延。在正常情形下，女性在哺乳期間會停止分泌雌激素，但現代女性生產次數減少、產婦高齡化、哺乳期間縮短，再加上沒有生產經驗的女性愈來愈多，這些都是會提高乳癌罹患率的原因。

不可否認的，關於結婚與生小孩的問題，在大部分情況下光靠自己的意志無法如願以償；不過，飲食就很容易自我控制。想要降低罹患乳癌的風險，就要立刻改掉以袋裝零食取代正餐以及不吃米飯的飲食習慣，這一點相當重要。

女性最愛的乳製品更要小心

另一個我很擔憂的問題就是牛奶。本書介紹的K小姐吃洋芋片時最喜歡搭配牛奶。不知道為什麼，女性通常都很喜歡吃乳製品。

全球暢銷書《乳癌與牛奶》（*YOUR LIFE IN YOUR HANDS：Understanding, Preventing and Overcoming Breast Cancer*／晨星出版社）的作者，同時也是英國女科學家的珍．普蘭特（*Jane Plant*）女士就斷言：「得不得乳癌是很簡單的科學問題，完全取決於吃不吃牛奶或乳製品。」作者本身曾經復發過四次轉移性乳癌，由於這個原因，她開始深入研究乳癌成因。容我引述該書前言，清楚闡述她的主張。

「乳汁原有的形成機制就是要讓哺乳類動物在出生後飲用一小段期間，因此母乳才會富含各種生長促進物質，以幫助嬰兒迅速成長。對於急速成長的小牛（每天會增加一公斤體重）而言，牛奶是最完美的食物。但對小牛好，不代表對人類的嬰兒（正常狀況下一個月才增加一公斤）也好。放眼所有哺乳動物，只有人類會在過了乳兒期（嬰兒期）還繼續喝奶。已經停止成長的成年人，如果繼續飲用含有生長促進物質的牛奶，會帶來什麼後果？這個問題的答案就在本書之中。」

這本書還指出，牛奶與其說是單純含有營養素的乳汁，倒不如說是富含刺激細胞分裂與增殖物質的生化液體。換句話說，就是「荷爾蒙雞尾酒」。普蘭特女士從科學觀點解釋，如果是處於乳兒期或青春期的嬰兒與青少年，喝牛奶還能促進細胞分裂與增殖，幫助身體成長；若是已經停止成長的成年人喝牛奶，只會促進癌細胞分裂與增殖而已。

根據厚生勞動省在二〇〇六年公布的「體格與乳癌」調查（針對五萬六千名四十歲到六十九歲女性進行調查）結果，身高超過一百六十公分的女性在停經前後罹患乳癌的比例，與低於一百四十八公分的女性相較，分別為一．五倍及二．四倍。歐美國家的調查中也出現了相同趨勢，從這一點就能看出，從小習慣喝牛奶（荷爾蒙雞尾酒）的女性，不僅身高較高，成年後罹患乳癌的可能性也會增加。

女性愛吃的麵粉類或西式主食大多都很適合添加牛奶、奶油、起士與鮮奶油等乳製品，但我認為女性會攝取過多乳製品的原因，還是來自於麵包、甜麵包、披薩、蛋糕與冰淇淋。如今，還要再加上袋裝零食。只要到賣場一看，就會發現奶油與起士口味的袋裝零食愈來愈多。雖然乳製品吃起來較不油膩，脂肪含量卻愈來愈高，這一點一定要特別注意。

無法忌口的原因在於「性貧乏」

以我個人的經驗來看，來找我調整飲食的婦科疾病患者，不只每個人身材都很窈窕，大部分女性都不喝酒也不抽菸。對於需要「毒品」慰藉的成年人而言，零食是她們的「必要之惡」。從理論面來思考，如果不愛喝酒抽菸，大腦就會一味追求砂糖與油脂帶來的快樂，這是理所當然的道理。因此要戒除零食，也跟戒菸戒酒一樣難度相當高。

此外，患者之所以「戒不掉」袋裝零食與巧克力等高脂質食品，其實還有另一個原因，那就是「性貧乏」。日漸擴張的食慾背後，可能潛藏著欲求不滿的真正隱憂。

許多女性患者平時下班回家都已經深夜了，她們來找我指導飲食時，常常會透露出自己的真心話：「我只要一看到車站前便利商店的燈光，就會覺得鬆了一口氣。到便利商店買冰淇淋、巧克力與袋裝零食來吃，犒賞辛苦工作一天的自己，對我來說是最幸福的時光。」

換句話說，吃零食是她們唯一的快樂，也是療癒心靈的良藥。她們絕大部分一到假日就累到不想出門，而且也沒有男朋友，這一點引起我的注意。我認為正是因為在性慾上沒有獲得滿足，才會用飲食的快樂來彌補這部分的缺憾，陷入這種情境的女性有愈來愈多的趨勢。

當人戀愛時，身體會明顯產生變化。此時交感神經會開始活躍，出現心臟撲通撲通跳、雙頰變紅等生理現象，不過當心情平靜下來之後，又會處於像是作白日夢一般的恍惚狀態。這也是一種性的快感。這種快感可以抑制食慾，讓人感到陶醉，廢寢忘食。大腦的下視丘負責控制自律神經，當感受到性快感時，會對內分泌系統下達指令，開始分泌荷爾蒙。過去曾經有一位女性患者因為愛上韓劇《冬季戀歌》中的「勇樣」裴勇俊，成功克服更年期障礙，這不是誇大其詞，而是真實發生的事情。

這類精神層面的喜悅與性結合在一起時，大腦會感受到最極致的快樂，也就是性愉悅感。不過，根據國立社會保障・人口問題研究所的調查（二〇〇五年），十八到三十四歲的單身男性有百分之五十二・二、女性有百分之四十四・七目前都沒有交往對象。而且就算有另一半，過著無性生活的男女也不在少數。對照日本大學人口研究所與世界衛生組織（ＷＨＯ）針對二十五到五十九歲總計九千名男女所做的調查（二○○七年），發現一年沒有性行為的夫妻占整體的百分之二十四・九，光看同居五年內的二十到二十九歲年齡層，回答「每週一次以上」的夫妻也只有百分之四十二・二，不到一半。

由此可見，與其說「性行為次數減少」是全球共通的趨勢，應該說這樣的現象在日本相當顯著。英國保險套公司也曾經針對全球二十六個國家、約兩萬六千人進行「杜蕾斯全球性福調查」（二○○七年），結果顯示每週從事一次以上性行為的比例，日本不只遠遠落後其他國家，而且還敬陪末座。

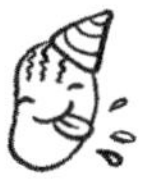

「甜食就像是我的戀人一樣」

從大腦的生理機制來看，食慾與性慾會互相影響。這兩種慾望都是由位於大腦中心的下視丘控制，「滿腹中樞」就在「性中樞」旁邊。大腦一旦感受到性快感，就會刺激滿腹中樞，不吃飯也不會感到飢餓。同理可證，當大腦從食物中獲得快樂，性慾自然也會隨之降低。此外，女性這兩個中樞的距離比男性近，更容易受到影響。

我有一位長年旅居海外的朋友，在相隔好幾年之後再度看到日本的電視節目，最令他感到驚訝的，就是電視節目從早到晚都在介紹「美食」情報。就算是雜誌，也很少能找到完全不報導美食資訊的刊物。從這一點即可發現，現代日本人由於缺乏性快感，只好從飲食方面獲得快樂。

食慾、性慾與睡眠慾是人類的三大慾望，我認為當性慾與睡眠慾沒有獲得滿足，大腦就只好拚命追求食慾的快樂。而女性的「性貧乏」問題比男性嚴重，這就是女性比較容易執著於滿足食慾的原因。不過，在此所說的「性」不只是性行為而已，還包括更廣泛的「女性性別角色」。

具體而言，就是包括初潮、月經、戀愛、性行為、結婚、懷孕、生產、哺乳、育兒與停經等一連串生理變化。對現代女性而言，這些生理變化「很麻煩」、「負擔很大」又「很辛苦」。身為一位女性卻無法好好享受女性這個性別與生俱來的多重角色，這個現象也表現出「性貧乏」的另一個面向。

我之所以會總結出這樣的觀點，完全來自於患者親自告訴我的心聲。許多患者找不到身為女性的生存之道、疲於應付女性角色的職責，才會到醫院尋求專業的幫助。其中最令我印象深刻的是一位三十五、六歲的女性患者所說的話。

「我從東京的大學畢業後就一直努力工作，工作很順利，很有成就感，每天都過得十分充實，所以從來沒有煩惱過結婚的問題。不過就在我回老家參加同學會時，才發現我的同學們幾乎都結婚生小孩了。聽著他們談論滿口的育兒經，不禁讓我開始思考哪種生活才是幸福的，我真的能滿足於只有工作的人生嗎？」

這位女性患者每天埋首於工作之中，沒有男朋友，不過她很喜歡吃甜食，苦笑地說：「我只要下班回家或一到假日就很想吃甜食，醫生一直要我戒掉，可是我真的做不到。吃甜食的時候真的好幸福，它就像是我的戀人一樣。」當「女性的性別角色」沒有獲得滿足時，大腦為了填補空虛感，只好任由食慾日漸擴張。將甜食換成袋裝零食也是同樣的結果。

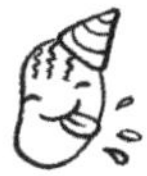

「好吃」？還是「好幸福」？

戒不掉高脂肪飲食的患者，每個人都會說同一句話，那就是「吃的時候覺得好幸福」，我相信這絕對不是巧合。從她們身上我發現一件事，吃東西時會覺得「好吃」或是「幸福」，這兩者的差異就是食慾擴張與否的判斷標準。

當妳覺得袋裝零食「好吃」時，妳還只是把它當成「朋友」看待，不會想要成天沉浸在零食裡，甚至是犧牲一切也在所不惜；可是，如果吃進口裡的瞬間，妳會感覺到「好幸福」，此時一定要小心！妳的大腦已經將袋裝零食當成「戀人」看待，而且還不斷分泌快樂物質。若是因為享受不到「性」的快樂，而以飲食的快樂來彌補，大腦就更難放開這得來不易的快樂了。

回顧這一路走來的歷史，女性的生活型態在這二、三十年之間產生了極大變化。過去女性將結婚視為「終生職業」，只要一到適婚年齡就會結婚，進入家庭，並且生兒育女。如今，女性念大學、就業、升遷、創業早已稀鬆平常，許多企業與大學的人資主管也表示：「現在的優秀人才大多是女性。」

隨著人生道路的選項變多，女性只要一遇到重要轉捩點時就必須被迫做出重大選擇。女性之所以大量投入職場，代表她們一直找不到可以效法的人生前輩。她們必須自己摸索，不斷地問自己並尋找答案，開創自己的人生，這樣的生活一定會備感壓力。

結婚、懷孕、生產、哺乳、育兒……每次女性遇到這些重要轉捩點時，總是要經歷煩惱、抉擇、堅持等過程，耗費所有心神才能達成目標。或許現代女性真的擁有了「自由」，但將結婚視為「終生職業」的傳統女性與現代女性，究竟誰的壓力比較大，這個問題卻相當難解。

我認為在「食慾擴張」的現象背後，存在著很嚴重的社會問題，那就是這個社會還無法公開肯定「女性的性別角色」。光是改善食物與身體健康，無法解決飲食問題。必須打造出讓女性更能享受自我性別角色的社會環境，才能遏止食慾擴張的現象。

先生經常不在家的N小姐，對於育兒問題感到極大壓力，如果調整她的生活環境，讓她能輕鬆享受育兒樂趣，她對於袋裝零食的異常執著自然就能迎刃而解。

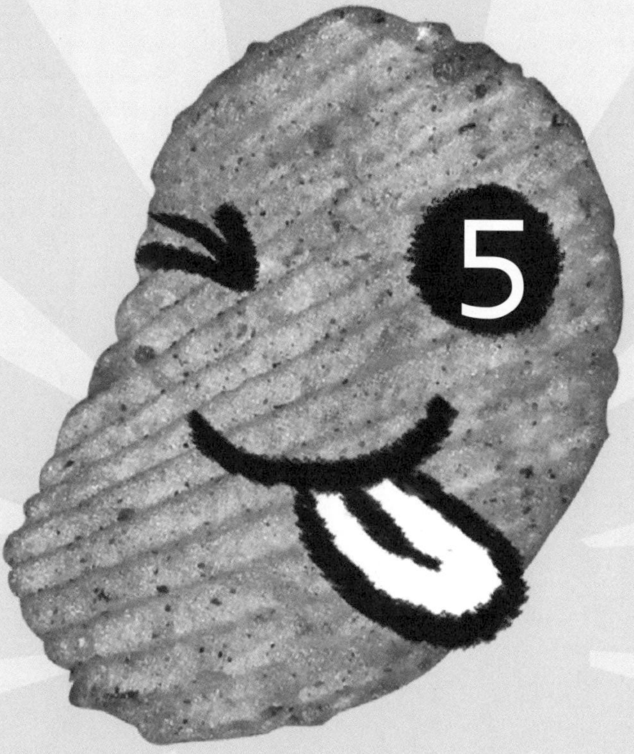

如何才能遠離「洋芋片成癮症」？

「惡性循環」就是「異常」的象徵

在前幾章中，我詳細說明了廣義的「毒品」現況，以及袋裝零食稱為「超軟性毒品」的原因。這一章，我將闡述「如何與袋裝零食共存」的方法。

只要上網搜尋，就會看到許多網友自稱罹患了「洋芋片成癮症」。誠如我之前一再強調，我認為「每個人多少都有一、兩個明知不好卻戒不掉的『嗜好』（毒品）」，這些自稱是「洋芋片成癮症」患者的網友，其中有許多人都是「真心想戒卻戒不掉」，這一點讓我十分擔心。如果當事者覺得樂在其中，那麼他跟洋芋片之間算是維持著「良好關係」；如果當事者覺得很煩惱，因為自己戒不掉而感到痛苦，那麼就需要特別注意了。接下來我將統整出如何區分「良好關係」與「痛苦關係」的方法，也將引用個人覺得十分認同的分析資料。

「如果那個行為可以釋放壓力，而且長期來看又有利而無害，這樣的行為可視為『依賴』；若是因為產生了新的壓力，想要逃避自我厭惡的心理，而不得不重複相同行為，陷入惡性循環，這樣的行為就是『成癮症』。」（衿野未矢《女性因依賴而療癒》（女は「依存」で、いやされる。」ＰＨＰ文庫）

正因作者本人承認自己有購物成癮的問題，才能寫出如此簡潔明快且精闢入理的文章。我個人長期與患者接觸，他們的共同課題就是「明知自己上癮的嗜好品不好卻戒不掉」，衿野女士的觀點與我不謀而合。我在序章已經表明過自己的立場，即使是需要進行飲食療法的患者，只要當事者開心地說「這是我唯一的樂趣」，我也不會雞蛋裡挑骨頭，這樣的做法才能真正幫助患者恢復健康。「依賴」是一種心靈的養分，與導致身心異常的「成癮症」是完全兩回事，希望各位讀者一定要先建立起這樣的觀念。

不可諱言的，很多時候要明確區分這兩者的確很困難。二〇〇九年十一月陷入婚外情風暴的職業高爾夫球選手老虎伍茲（*Tiger Woods*）也是很經典的案例。當時很多人都在爭論「性成癮症」到底算不算是疾病，最後才討論出「性行為氾濫」這樣一個定義不清的名稱，平息了當時的爭議。

話說回來，我認識一位真正陷入「惡性循環」的男性友人。他有酗酒問題，每次一喝酒就會出現暴力傾向，接著就會開始討厭自己，然後又繼續喝酒，不斷重複這個過程。他的症狀已經嚴重到必須住院治療，後來聽說他成功戒酒，出院時我還去見他一面。當時我問他：「恭喜你恢復健康，想要怎麼慶祝呢？」他還開玩笑地說：「那就買個蛋糕再喝一杯吧！」不過，出院之後的日子才是成癮症患者備受考驗的時候。因為無論是坐電車或看電視，到處都看得到酒類廣告，這些廣告會不斷引誘出喝酒的慾望。而且生活中到處林立的酒類專賣店、自動販賣機與便利商店，造就了一天二十四小時隨時都能買到酒的環境。此外，有些不知道他過往病史的朋友或工作上往來的夥伴，也很有可能會約他去喝一杯。

他很清楚自己即將再度航行在誘惑浪潮一波波襲來的大海上，此時鼓勵他絕對不要放棄，說一些曲高和寡的精神喊話一點幫助也沒有。我可以預見在不久的將來，他一定會因為承受不了「逼自己忍耐」的壓力而崩潰，於是又再度酗酒、厭惡自己……開始另一波惡性循環。

他需要現在就能立刻執行的預防對策，於是我向他的太太提出建議：「一定要讓他三餐都吃飽，不要一味地鼓勵他與酒精抗戰。」從序章閱讀到此章節的讀者們，我相信你們應該能明白我如此建議的理由。以「毒品」填飽肚子而且不吃正餐的習慣，是最危險的飲食行為。

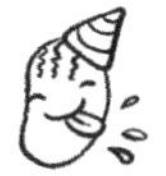

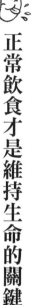

正常飲食才是維持生命的關鍵

許多有酗酒問題的患者通常都不吃正餐，這就是他們拚命灌酒卻依舊骨瘦如柴的原因。許多研究報告指出，不吃正餐會導致維他命B_1不足，引起一種名為「溫尼克－柯沙夫症候群」（Wernicke-Korsakoff syndrome）的腦部疾病（症狀包括步行障礙、眼球運動障礙與記憶障礙等），也容易因低營養狀態引發肝臟功能障礙。

這樣的狀況也同樣發生在吸食興奮劑的毒品慣犯身上，他們會漸漸失去食慾，到最後完全不吃也不會餓，因此許多模特兒或女高中生都將毒品拿來當「減肥藥」吃。受到藥癮控制的大腦會陷入感受不到食慾的「病態」之中，此時如果又不吃正餐，沒有注意到身體狀況，就真的會危及性命。

我想要站出來大聲疾呼，現在日本人最需要注意的「不是吃什麼，而是要維持正常飲食，以一日三餐填飽肚子！」遺憾的是，目前社會上認為嚴重的問題與我的呼籲完全背道而馳，整個國家只關注「如何對抗代謝症候群」這個議題，所有人都認為眼睛看得見的腰圍肥胖才是最應該解決的健康問題，導致許多節食專家紛紛跳出來指導國人正確飲食。

受到這股風潮的影響，在年輕女性之間已慢慢建立起「只要不胖就是健康」的飲食觀念，很多人早餐只吃優格，午餐只吃沙拉。最近我還在報紙上看到這樣的報導：「根據一份針對東京都內女高中生進行的點心調查報告，發現女高中生會在放學後去補習班的路上，購買以黃豆粉為原料加上香蕉或葡萄乾製成的棒狀零食，或是在麵粉中添加糙米並搭配草莓奶油的夾心餅乾當點心吃。她們認為『吃點心有助於提升念書時的專注力』。此外，為了避免吃太多，晚餐則吃沙拉或水果。」看完這個報導，你是否感覺背脊竄起一股寒意？這些女高中生「為了避免吃太多」而做的行為，竟然是「以零食為主食」！

如今已經是以甜麵包果腹也不覺得奇怪的年代，加上代謝症候群議題的推波助瀾，不吃正餐的風氣愈來愈盛行，而且有愈來愈多人選擇吃只要少量就能填飽肚子的高熱量袋裝零食與巧克力，以零食取代正餐。沒想到減肥風潮和對抗代謝症候群的健康意識竟然助長了這樣的惡性循環，真令人感到不寒而慄。

言歸正傳，朋友因酗酒問題住院又出院的這件事，讓我發現到在治療酒癮的過程中，醫生們也很重視「正常飲食」的重要性。戒酒團體中最常使用「ＨＡＬＴ原則」幫助酒癮者成功戒酒。「ＨＡＬＴ原則」就是別讓自己「Ｈ＝Hungry（飢餓）」、「Ａ

＝Angry（憤怒）」、「L＝Lonely（孤單）」以及「T＝Tired（疲倦）」。這個原則的重點是別讓自己處於想要灌酒的狀態裡，在這些原則中，別讓自己飢餓是最容易由自己控制的一點，也是最簡單的預防對策。由此可見，正常飲食才是維持生命的關鍵。

無論我的朋友是對袋裝零食、巧克力、和菓子饅頭或蛋糕上癮，我都會建議他們「與其和慾望對抗，不如好好吃飯，努力維持正常飲食」。不管成癮對象為何，成癮的生理機制都是相同的。想避免染上「洋芋片成癮症」，就一定要好好吃飯，並將洋芋片當成飯後點心淺嘗即可。這是每個人都做得到，而且也是最有效的預防對策。

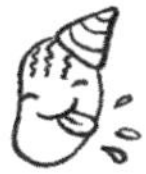

請注意，「每一餐都會互相影響」

「HALT原則」告訴我們，只要改善生活型態，「別讓自己處於容易成癮的環境裡」就能有效預防酒癮。話說回來，如果沒有時時刻刻提醒自己注意，就會發生現代社會日漸蔓延的問題，也就是「正餐」與「點心」混淆不清的「盲點」，以及誘發出將毒品當成正餐的「行為」。

第一個「盲點」就是早上吃麵包。在食育觀念中，早餐是一天三餐最重要的一餐。這個觀念並沒有錯，最大的問題在於，那些自稱為食育專家的指導者，大力推廣以吐司麵包或甜麵包為主食的早餐菜色。在此我要強調一點，與其將麵包和咖啡當早餐，倒不如不要吃早餐。我會這麼說是因為早上吃麵包很快就會覺得餓，通常不到中午就會想要吃點心「墊肚子」。

仔細觀察飯店提供的早餐自助餐就會發現，選擇麵包的客人一定會吃甜點，這個現象也證實了就是因為麵包吃不飽，才要搭配優格、水果、蛋糕或果汁的結果。另一方面，選擇吃飯的客人，幾乎都不會吃優格、水果或蛋糕。對當事者而言，這是再自然不過的選擇，但只要以米飯為主食，光吃飯就能吃飽，這一點就是不吃甜點的原因。

我想大多數人可能都沒發現到，麵包是粉狀主食、米飯是顆粒狀主食。這個差異會造成截然不同的結果。當這些食物進入胃與小腸時，「粉狀主食」接觸消化液的面積比「顆粒狀主食」大很多。也就是說，比起屬於顆粒狀主食的米飯，屬於粉狀主食的麵包、烏龍麵、麵線和蕎麥麵消化吸收的速度比較快。對於從事體力勞動的勞工朋友來說，吃麵包總是會覺得很快就餓了。他們通常都喜歡裝著滿滿米飯的便當或蓋飯，這樣才吃得飽。勞工朋友的選擇完全表現出人體的自然反應。

仔細觀察飯店提供的早餐自助餐也不難發現，女性在選擇早餐類型時，通常會吃麵包、玉米穀片、優格與水果，比例比男性高出許多。不過，一份以在辦公室工作的男女上班族為對象所做的調查，結果讓我十分認同。調查中詢問男女上班族會在什麼時段吃點心，男性幾乎沒有人回答「早上」；相對於此，女性最常吃的時段是「午餐後」，第二名卻是「早上」。換句話說，以吃不飽的早餐展開一天的工作時，即使不吃洋芋片，也很可能會在正餐之間以餅乾、巧克力、小圓餅或甜味飲料「墊肚子」。在不知不覺之間，就會養成將零食當正餐吃的不良習慣。如果日漸深陷、無法自拔，就等於是自己一腳踏進有「成癮症」大魔王等著你的泥淖裡。

接下來我將換個方式來說明，避免讓各位讀者的心情愈看愈差。其實只要注意一下自己的生活型態就能遠離泥淖，也能大幅降低大魔王出場的機率。至於日常生活中要注意的地方，第一步就是要改吃真正能吃飽的早餐。換言之，就是要吃飯。吃飯糰也可以。早餐吃飯時，只要搭配事先買好的醬菜、白色小魚乾與飯鬆即可。

吃飯的好處除了有飽足感之外，也能避免午餐前吃點心「墊肚子」。不只如此，早餐吃飯或吃麵包，都會影響午餐的選擇。人體的生理機制是一旦產生飢餓感，就會想吃高熱量食物。你是否也曾經有過這樣的經驗？早餐吃麵包時，一到午餐時間就會自然地想吃義大利麵、中華料理與油炸食物等脂質含量較高的料理。不過如果早餐吃飯，中午就會想吃烏龍麵或笊籬蕎麥麵。

請注意，「每一餐都會互相影響」，早餐一定要吃飯，吃飯糰也可以。這就是預防成癮的第一步——「別讓自己處於容易成癮的環境裡」。不過，如果前一天吃消夜，早上起床覺得消化不良時，可以不吃早餐，帶飯糰去公司，或是到公司附近買飯糰等飯類食品，帶到公司吃。通勤時胃部會因為坐車或走路受到搖晃刺激，過了一段時間就會產生食慾。

一天要吃兩餐白飯，這就是避免染上成癮症，或是讓成癮症更加惡化的最佳預防對策。

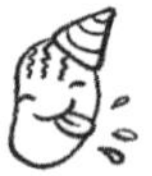

習慣吃零食「墊肚子」的夜貓族危機重重

另一個「盲點」就是夜貓族的生活型態。我在第三章曾經提過，我們的爸爸媽媽或爺爺奶奶那一輩的人，每個人都是早上六點、中午十二點以及傍晚六點吃飯。不過現在已經很少人在傍晚六點吃晚餐，一般上班族都是在晚上九、十或十一點才吃晚餐。根本可以說是「深夜餐」了。

吃完午餐後過了六小時，肚子根本不是有點餓，而是已經餓到前胸貼後背的程度，所以一到傍晚五、六點一定要「吃些點心」墊肚子，這是很自然的事情。上班族一到傍晚就會覺得有點餓，其實是因為已經到了晚餐時間的關係。如果不意識到這一點，只是單純地認為「現在還不能回家，先吃點東西墊肚子就好」，這個想法就會將自己推入「正餐」與「點心」混淆不清的危機之中。

在正常的晚餐時間吃一些「雖然吃不飽但也不會覺得餓」的零食，回家後通常都不會想再吃正餐。第一章介紹的K小姐就是習慣了一到傍晚吃袋裝零食的行為，養成「反正肚子也不餓，吃洋芋片就好」的心態，最後發展成大半夜猛灌洋芋片的成癮行為。

從前方的例子一路看下來，不難發現原本只是想要「墊肚子」而吃零食，這樣的飲食行為很容易在不知不覺中，發展成將洋芋片與巧克力等便宜又到處買得到的高熱量「毒品」當成正餐的不良習慣。我想信只要是在外工作的上班族，應該很多人都有吃零食墊肚子的習慣。不知各位是否也如此？

無論從哪個角度來看，持續將「毒品」當成正餐的飲食行為會對人體產生不良影響。長期處於飢餓狀態的大腦一旦感受到洋芋片與巧克力的刺激，就會發現這個「快感」比吃正餐還要強烈好幾倍。這樣的生活型態如不改變，大腦遲早會染上想吃「毒品」滿足快感的「成癮症」，一旦進入這樣的狀況，即使正常吃飯吃得很飽，也無法遏止追求「毒品」的慾望。

更糟的是，這種「吃零食墊肚子」的需求已經成為一種商業行為了。先前提過的「急救零食箱」（不是家庭醫藥箱）就是最好的例子。平時上班時間禁吃零食的辦公室，一到下班時間就解禁。這個改變讓「急救零食箱」裡販售的零食很容易被上班族當成晚餐，我相信零食廠商一定很清楚這一點。因此，在我看來「急救零食箱」不過是零食廠商為了提高營業額而想到的行銷策略，他們的目的就是讓一般人在感到飢餓時以零食充飢。

我不清楚零食廠商到底了不了解將零食當成「晚餐」吃的危險性，但身為聰明的消費者，我們絕對不能捲入這樣的行銷策略，將自己推往泥淖裡。確實培養「傍晚六點是晚餐時間，不要吃零食墊肚子」的正確觀念，就能一步步建立防衛堡壘，維護自己的健康。

深思吃「晚餐」的方法

接下來我將提出避免陷入「洋芋片成癮症」的具體方法。通勤途中、午休或上班時可以順路買東西的人，不妨事先買好飯糰、海苔捲、豆皮壽司等飯類食品當晚餐吃。由於人類的本能就是肚子一餓就想吃高熱量食物，因此千萬不要以為自己可以不吃正餐，也能忍住不吃洋芋片，這種想法隨時會破功。

有人曾經跟我說過：「我們公司的急救零食箱裡賣得最好的是洋芋片與巧克力，口香糖與糖果根本沒有人買。」從人體的生理機制來看，會有這樣的結果也是理所當然的道理。因為洋芋片與巧克力屬於高熱量食品，所以一到晚餐時間一定會銷售一空。

如果你的工作環境不方便在上班時出去買飯糰，不妨在辦公桌的抽屜裡擺放煎餅或剝殼甘栗等食物。這些食物都能在全國各地的超市或便利商店買到。我最推薦的就是剝殼甘栗，既沒有味道，吃起來不會發出聲音，又不會弄髒手，保存期限也很長，是很方便的食物。

與家人同住、家裡都會準備晚餐，或是習慣下班回家後夫妻一起吃晚餐的人，不妨傍晚先吃飯糰果腹，回家享用「遲來的晚餐」時不吃主食，只吃蔬菜補充營養素，也是一個很好的方法。我希望各位都能像這樣因應自己的生活型態，想辦法「吃飯填飽肚子」。

個人認為最根本的改善之道，就是改變加班到深夜的工作型態，但除此之外，立即有效的急救方法也很重要。某家公司就接受了我的建議，開始檢討傍晚六點叫飯糰外賣的可行性。雖然吃飯糰不容易產生「好幸福」的感覺，但絕對可以當正餐吃。確實吃飽後還想吃零食的人，就可以將洋芋片或巧克力當點心，淺嘗即可。這樣的吃法可能會導致體重增加，卻可以大幅降低年輕時罹患致命疾病的危險性。

其實就企業責任而言，如果員工必須工作到深夜，傍晚時提供正餐也是應盡的義務。畢竟維持公司運作的不是機器，而是寶貴的員工。

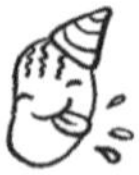

不要掉入零食廠商的行銷陷阱裡！

現在所有的零食廠商無不爭相拓展新的消費客群，他們的目標全都鎖定在二十～三十多歲的女性消費者。因此，市面上出現許多放在杯子裡的洋芋棒等袋裝零食，這些很明顯都是針對女性消費者所開發的商品。我曾經在某個網站上看到某家零食廠商代表的訪談，文中提及「我們一定要設計出放在單身女性房間裡也不會很突兀的包裝」、「由於女性都很注重美容與健康，所以我們減少了每包零食的分量，讓她們一次就能吃完，而且不會後悔自己吃太多。」順帶一提，這項商品賣得相當好。

每家零食廠商都開發出以女性為目標族群的新商品，電視廣告也找來美麗女星大口吃著袋裝零食，營造出看起來很幸福的感覺。文宣中也強調使用橄欖油或減少油脂等特性，深深吸引追求健康的女性目光。

有一次我上某家零食廠商的官網流覽，看到網站上的介紹，真的讓我當場說不出話來。網站設計得相當夢幻，十分迎合女性的喜好，重點在於網頁主打的試吃者感想竟然是「最適合加班時間吃的零食」、「滿足妳半夜想吃零食的慾望」、「孩子睡著後就能盡情享受」……這些全都是將女性推入「成癮症」泥淖的宣傳標語啊！更令人感到諷刺的是，網頁上到處點綴著溫馨的企業標語「您的幸福與健康是我們最大的願望」。

想讓女性吃下高熱量的袋裝零食，必須設定幾個「優惠條件」。例如「低熱量」、「小包裝」、「大家都愛吃」與「犒賞自己」等。零食廠商是行銷高手，這幾點早已在掌握之中，運用自如。企業的行銷策略只有一個目的，就是引誘消費者購買他們的產品，當一般人沒有「洋芋片成癮症」的觀念時，大部分消費者很難抵抗零食廠商的誘惑。

誠如之前所述，原本就很在意身材的女性通常都有不吃正餐的習慣。一旦她們遇到標榜「低熱量」的袋裝零食，很容易就從喜歡變成依賴、從依賴慢慢陷入成癮症的泥淖。千萬不要忘記我曾經說過，「積少成多的高脂肪飲食」是導致婦科疾病的原因。近年來零食廠商的經營策略更加深了這樣的危機。

不只如此，二〇一〇年三月零食廠商更發表了一份愚蠢至極的研究報告，令我忍不住想要大喊「別開玩笑了！」我早就受夠了之前發表的「某某食物有抗癌功效」、「某某食品有助於減肥」的研究報告，但這次真的是前所未有的誇張，因為這份研究報告的結論竟然是「洋芋片可提高維他命C的吸收率」！這是由某大型零食廠商與某大學副教授（生化）等研究團隊共同進行的研究，報告內容大致如下：「以五名二十到二十九歲的大學生為對象，讓他們分別吃下含有五十毫克維他命C的水、蒸熟的馬鈴薯與洋芋片。在吃完洋芋片後測量隨著尿液排出的維他命C含量，結果發現吃完洋芋片後排出的維他命C含量是只喝水的三分之一，由此可證，洋芋片可提高維他命C

的吸收率。」

我猜想這家零食廠商做這份研究報告的意圖，就是想吸引女性消費者購買他們的洋芋片，因為一般男性根本不在乎維他命C的吸收率。拿含有維他命C的水來跟洋芋片相較，這個前提本身就有問題，這份研究純粹只是為了提高自己的營業額而已。無論如何，以維他命C這個單一營養素來提高洋芋片的營養價值，這個做法根本就是黑心的行為。完全忽視高脂肪飲食造成的味覺破壞，也不管以油脂熱量填飽肚子後，會讓人養成不吃正餐的不良習慣，這些侵蝕現代人健康的飲食問題擺在眼前卻不聞不問，我只能以毫無節操來形容這樣的行銷手法。

正視肥胖問題的世界各國紛紛抨擊袋裝零食等垃圾食物傷害國人的健康，日本卻邀請零食廠商前往學校宣導食育觀念，我可以想像他們在課堂上大肆宣揚這些愚蠢可笑的研究報告，說些似是而非的大道理。

以正統的研究報告而言，如果要比較兩個食品之間的優劣，通常都要全方位考量維他命、鈣質、碳水化合物與脂質等各種營養素，這是連小學生也知道的事情。希望各位讀者千萬不要被這些完全不考量整體飲食的可笑報告蒙蔽，隨之起舞。

「意志薄弱」與「個性懦弱」不是問題所在

不可諱言的，這個世界上充斥著各種意想不到的誘惑。如果你認為自己也是洋芋片成癮症的患者，你是否也會認為「我戒不掉的原因是意志薄弱」、「我的個性太懦弱才會依賴嗜好品」？事實上K小姐就曾經說過：「我的意志很薄弱，根本戒不掉洋芋片，像個小孩一樣，我好丟臉。」她吃洋芋片已經超過十年，每天都過著自責的日子。

其實這樣的想法是錯誤的。我們都知道無論是酗酒、吸毒或是厭食、暴食等飲食障礙，這些成癮症都屬於失去自我控制力的疾病。這些疾病會破壞大腦的正常功能，所以才無法靠意志力戒除。光靠鬥志對抗慾望一定會感到疲累，最後就會陷入惡性循環裡。認為自己意志力堅強，即使正餐吃洋芋片也絕對不會成癮的人，很有可能一個不小心就跌入泥淖，掉入成癮症的圈套裡。

科學界也認為成癮症是「大腦的正常功能遭到破壞的狀態」，舉例來說，吸食古柯鹼時，強烈的快感會讓腦內分泌大量神經傳導物質「多巴胺」，大腦為了抑制藥物引起的激烈興奮感，會降低多巴胺受體的活動力，於是身體就產生耐藥性。久而久之，大腦再也不能滿足與以往相同的古柯鹼用量和吸食頻率，依賴程度就會逐漸上升。這就是染上古柯鹼成癮症的狀態。

最近美國醫學期刊《自然神經科學》（*Nature Neuroscience*）電子版刊登了一篇具有震撼性的論文。內容指出攝取過量垃圾食物，會引發與藥物成癮症相同的反應。每天餵食巧克力、起士蛋糕、糖果、磅蛋糕、培根、香腸等高脂肪、高熱量食物的「垃圾食物大鼠」，比吃一般飼料的大鼠所攝取的熱量高出一倍，即使施以電擊也不會停止吃東西，無法控制自己的行為。觀察「垃圾食物大鼠」的腦內狀況，發現已經產生出與藥物成癮症相同的耐藥性，使得大鼠更頻繁地想吃高熱量食物。

無論意志多堅強，人類都無法控制腦內的「耐藥性」。成癮症與意志強弱無關，並不是果敢堅強的人就不會成癮。任何人都可能為了抒發情緒或基於好奇心，輕易嘗試容易成癮的事物，這就是成癮症的特性。

話說回來，由於袋裝零食成癮症的問題不如酒精或毒品嚴重，頂多只會「造成肥胖」而已，因此一直以來都沒有人正視袋裝零食的成癮性，以及成癮症患者的存在。速食所造成的傷害目前已備受矚目，但放眼全世界，關注袋裝零食問題的人寥寥無幾（個人認為袋裝零食的成癮性比速食還高）。

與所有毒品相比，袋裝零食成癮症確實是小巫見大巫。不過，在現實生活中有愈來愈多人飽受「成癮症」之苦，為了避免患者們的「惡性循環」愈來愈嚴重，我們應該要像幫助酗酒者、藥物成癮者一樣，正確宣導「成癮症」的相關知識。讓所有人知道「意志薄弱」與「個性懦弱」不是染上袋裝零食成癮症的原因，就是最重要的一步。

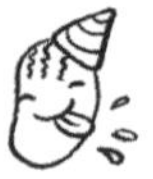

袋裝零食成癮症屬於「尚可」等級

想確認自己是否染上酒癮，可透過自我檢測來檢查。檢測項目包括「是否曾經想過要減少飲酒量」、「是否曾經因為別人指責你喝酒而生氣或焦慮」、「飲酒後是否感到內疚或罪惡感」、「是否曾經在早上喝酒或是為了解宿醉而喝酒」，只要四個項目中符合兩項以上，很可能就有酒精成癮的問題。

接著，我們以洋芋片取代喝酒，看看結果會如何？曾經表示「明知道一定要戒卻戒不掉，吃完洋芋片後還會感到罪惡感，甚至討厭自己」的K小姐，很明顯就是「洋芋片成癮症」的患者。無論對象是酒精或洋芋片，大腦成癮的生理機制都是相同的，最難處理的其實是「罪惡感」。因為吃完洋芋片後的罪惡感正是累積更多壓力，讓人陷入惡性循環的元凶。

像K小姐這樣飽受罪惡感折磨的洋芋片成癮症患者，請隨時記住一句話，那就是「無論是多聰明或多漂亮的人，每個人一定都有自己的嗜好」。我已經強調過許多次，我想藉由這本書傳達的訊息之一就是「每個人都必須依賴某個『物品』或『事情』才能活下去，這是理所當然的道理。」

依賴絕對不是內心脆弱，也不是意志薄弱，而是人類與生俱來、「想要改變意識」的需求。亞利桑那大學醫學院的安德列．威爾（*Andrew Weil*）博士曾經如此說道：「每個人出生之後，有時會有想要改變意識的衝動。」（《自然的心靈》〔*The Natural Mind*〕名谷一朗譯．草思社）我們從小就很喜歡跟爸爸玩「拋高高」的遊戲，也喜歡去公園玩盪鞦韆、攀爬立體方格鐵架，或是跳到河裡玩耍。小孩總是喜歡進入讓大人嚇一跳的「另一個世界」玩樂，這樣的表現就是人類與生俱來的衝動。此外，雖然是錯誤示範，不過吸食強力膠、騎摩托車馳騁在山道急彎的飆車族等，也都是基於相同的需求。順帶一提，我小時候最喜歡聞汽車的廢氣。

如何處理「想要改變意識」的衝動，每個人都有很大的差異，而且表現出來的程度也不一樣。不過，我想每個人都會藉由依賴酒類、香菸、賭博、毒品、割腕、購物、厭食或暴食的型態來處理。值得注意的是，依賴何種物品將會深深影響一個人的人生。毒品的成癮性與戒斷反應十分強烈，而且吸毒也是違反「毒品危害防制條例」的犯罪行為。酒精不只會造成身心障礙，也可能會引發犯罪；割腕、厭食與暴食等行為會危及性命；賭博會讓人妻離子散，失去社會地位；購物則會讓人陷入經濟危機。

從宏觀的角度來看待成癮這件事，你有什麼樣的感想？雖說是病態「成癮症」，如果成癮的對象是袋裝零食，或者是巧克力、和菓子饅頭、蛋糕等甜食，相較之下危害度瞬間就小了許多。袋裝零食、和菓子饅頭與蛋糕一個只要一百到三百日圓左右，造成的問題也不大，既不會嚴重到家破人亡，也不會因此失去社會地位。

比起酒類與香菸這種內含具藥理作用物質的嗜好品，袋裝零食和甜食對於精神與身體的影響緩和許多。目前全世界都認為含有咖啡因的咖啡屬於「毒品」，即使如此，還是有很多人喝了好幾十年身體還是很健康。雖然每個人的狀況不同，不過一般而言，袋裝零食對於身心的影響比咖啡還溫和，成癮性的確也比較小。即使是屬於重度洋芋片成癮症患者的K小姐，只要能找到自己可以專心投入的興趣，我相信她一定也能拋開洋芋片的牽絆。如果換做是酒類或香菸，絕對不可能說戒就戒。

我不是在鼓勵大家吃袋裝零食，而是就成癮對象而言，袋裝零食的安全性較高。換句話說，袋裝零食成癮症在與所有成癮症相較之下，可以列入「尚可」的等級。因此，我想要呼籲那些一吃零食就自責，或是飽受罪惡感、自我厭惡感折磨的人，不用如此激烈地否定自己，這個問題並沒有這麼嚴重。

過去二十年來，我接觸過許多糾結於「明知不好卻戒不掉」這個問題的患者，從他們身上我學到了一件事，那就是「自責所造成的傷害比吃進去的傷害還要大」，與各位共勉之。

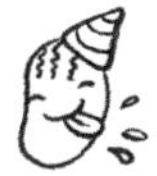

洋芋片是N小姐的「鎮靜劑」

提到「成癮症」，酒精、毒品與香菸這類重度成癮症較容易受到社會關注。不過一使用「袋裝零食成癮症」這個名詞之後，或許那些嗜吃洋芋片的人會開始擔心「如果吃袋裝零食會上癮，是不是代表不容易戒除？」為了避免大家過於擔心，接下來我將介紹第一章出現過的N小姐的後續情形。

N小姐飽受有生以來最嚴重的洋芋片成癮症之苦，導致生活與健康亮起紅燈，不斷煩惱的結果讓她驚覺到「再這樣下去我跟小孩都毀了」，於是毅然決然辭去兼職工作。此外，她也決定讓小孩轉學。小孩原本就讀的幼稚園無論是營養午餐或教學內容都很糟糕，讓親子關係變得很緊張；相較之下，新的幼稚園辦學十分用心，而且很重視家長的參與度，還規定家長每週要幫小孩帶三天便當。

Ｎ小姐原本就是一位活潑好動的女性，當她適應了家庭主婦的生活之後，立刻就利用閒暇之餘參與合唱團、學習舞蹈、擔任義工，或是上健身俱樂部運動。

「參與幼稚園的活動以及擔任義工之後，我結交到許多好朋友，真的很幸運。那裡有許多價值觀與我很接近的朋友，每次和他們聊天都覺得很開心。我的兒子比就讀前一所幼稚園時還快樂，他的狀況也愈來愈穩定，讓我輕鬆不少。」

自從生活改變之後，她再也不苦惱於深夜突然產生想吃洋芋片或巧克力的衝動。她告訴我：「我現在有時候半夜還是會想衝去便利商店，不過這股衝動已經變小到我可以控制的程度了，所以我不會真的跑去便利商店買洋芋片吃。」

Ｎ小姐從某一天的經驗裡，察覺到自己過去之所以會吃洋芋片吃到上癮，都是因為壓力的關係。當時她已經學了一陣子舞蹈，當天的練習相當重要，絕對不能請假，於是便拜託娘家幫忙照顧兒子。在練了一天的舞之後，Ｎ小姐當天晚上回顧自己一整天的情形時，驚覺到一件事：「我今天竟然一點都不想吃洋芋片耶！光吃米飯、喝味噌湯就飽了呢！」這個經驗讓她發現，自己之前對洋芋片成癮的原因是為了要抒解育兒壓力，藉由狂吃洋芋片的方式維持自己的精神狀態。

洋芋片確實會讓人成癮，也不是對身體有益的食品。不過，誠如我一直強調的，洋芋片引起的問題比酒類和香菸溫和許多。正因為這個「毒品」的後遺症很輕微，所以只要排除壓力來源並改善生活環境，N小姐就能恢復健康。

洋芋片是一種「毒品」，我希望各位讀者謹記在心。面對洋芋片時不要輕易食用，一定要謹慎因應，注意自己是否產生依賴性，如此一來就能避免身心崩潰。

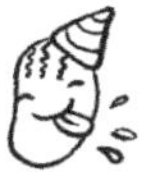

人際關係才是「特效藥」

話說回來，在N小姐恢復健康的過程中，有一個一定要注意的關鍵，那就是「人際關係」。翻開《日本大百科全書》（小學館），書中對於成癮症（依存症）的解釋如下：「人與人的接觸可以促進心靈發展，其中的關鍵就是『依賴』。人與人會互相依賴，當別人接受自己的依賴時，能讓自己感到喜悅，並進一步信任給予自己喜悅的人。在這個過程中，人與人之間就會建立互信，慢慢拓展自己的人際關係。當別人不接受自己的依賴時，人就會轉而依賴物品，並沉浸在物品給予的喜悅之中。」

辭去工作後活躍於義工與社團活動的N小姐，之所以能擺脫半夜狂吃洋芋片的惡習，心靈層面的變化幫助相當大。其中，人際關係帶給她的滿足感，就是讓她治癒成癮症的最大功臣。當依賴對象是成癮性較溫和的洋芋片時，人際關係就能成為治癒的「特效藥」。

來找我治療「洋芋片成癮症」的K小姐，我給她的最大建議就是「與其想著要如何戒除洋芋片，不如好好吃飯，維持正常三餐。」後來只過了短短幾個月，她就告訴我她的健康狀況愈來愈好了。過去她曾經因為生病請長假，自從維持正常三餐之後就再也沒有請過假了。最令我印象深刻的是，她說話時的表情變得十分開朗。

雖然她還是對於瞞著新婚丈夫在半夜猛灌洋芋片的行為感到愧疚，但我告訴她：「每個人都要依賴某項事物才能活下去，妳就吃吧！不要有罪惡感。」從此之後，她就成功地將每次吃洋芋片的分量減到過去的四分之一。我問她在這段期間裡是否經歷了什麼樣的心境變化？她如此回答我：「長期以來我都是一個人在煩惱洋芋片成癮的問題，你是第一個真正傾聽且接受我的煩惱的人，讓我感到好安心。我的內心就像是有什麼東西一直在融化一樣，真的好放鬆喔！過去我一直討厭自己怎麼會煩惱戒不掉袋裝零食這種幼稚問題，我覺得自己好丟臉。我也試過跟朋友傾訴，但他們只告訴我『想戒就戒啊！』完全是在敷衍我，根本不想認真了解我的痛苦。我覺得這一次是我最大的轉機。」

K小姐的例子告訴我們，人際關係在某種意義上也是拯救成癮問題的關鍵。不可否認的，一聽到「洋芋片」這三個字的確會讓人覺得這不是什麼大問題，所以K小姐的朋友也沒想到這個世界上真的會有人飽受洋芋片成癮症之苦。喜歡巧克力的人可以大聲說出來，喜歡吃洋芋片的人卻要躲躲藏藏，或許洋芋片成癮症不屬於「讓人同情的成癮症」這個事實，也是讓當事者感到痛苦的原因之一吧！

以K小姐為例，她最愛的先生認為洋芋片對身體不好，這個想法就是讓她產生罪惡感的根源，所以為了擺脫惡性循環，一定要鼓起勇氣，與「真正的自己」對話。K小姐的幸運之處在於，她的成癮問題在所有成癮症中，是屬於列入「尚可」等級的洋芋片成癮症，因此我希望她能靜下心來，正視「洋芋片」是「毒品」的事實，與另一半一起找出與洋芋片和平共處的方法。

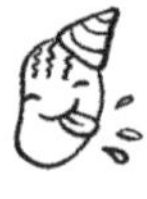

與成癮症共處的生存之道

飲食障礙（厭食症、暴食症）也算是對飲食上癮的一種疾病。我在診所接觸過無數病患，至今依舊讓我感到遺憾的是，有些醫生在面對有飲食障礙的病患時，竟然給予「不要又吃又吐，要好好吃飯」的建議。這個建議聽在患者耳裡，無疑是醫生不接受自己的表現，讓他們感到很失望，當然也就無法擺脫惡性循環。

不妨回想一下我在本章開頭曾經解釋過，「依賴」是一種心靈的養分，與讓人陷入惡性循環的「成癮症」截然不同。每個人都要依賴某項事物才能活下去，如能以這個觀念為最大前提面對病患，就會發現「無需完全治癒」其實也是一個選項。總而言之，就是要減輕「成癮症」的程度，將其提升至「依賴」的狀態即可。

此外，不要讓病患感到罪惡感，認為「我應該戒掉卻又再犯」、「戒不掉惡習的自己好沒用」，不愧疚才能真正達成擺脫成癮的目標。換句話說，醫生應該要想辦法拿掉病患心中認為「一定要戒除才對」的想法。

接著我要介紹一個以「不治癒」為目標的臨床案例。病患是一位住在日本關東地區的T小姐，現年三十多歲。她第一次來找我時，全身上下沒有一塊肉，只能用瘦骨嶙峋來形容。身高一百五十五公分，體重只有三十三公斤。每天重複過食與催吐的行為，右手食指指根甚至還長出了「吐繭[1]」，精神也處於耗弱狀態，完全不知道該如何自救。

我詳細詢問她從出生到現在的人生經歷，以及造成飲食障礙的來龍去脈，但一時還找不出罹病原因。不過，她的弟弟從小就是一個重度過敏兒，曾經多次住院治療，她的父母投入所有心力照顧弟弟，不論是睡是醒，眼中都只有弟弟一人。於是，T小姐從小就必須隱藏希望父母關心她的需求，在這樣的情形下長大成人。

目前已經有研究證實，飲食障礙的成因與親子關係有很深刻的影響。T小姐罹患飲食障礙（對過食催吐成癮）的原因，可以說有七成來自於童年期的經驗。不過，讓病患了解自己罹病的原因，並不代表就可以治癒成癮症。與其將心力投注在探索原因，我決定將重點放在如何減緩她的罪惡感，幫助她擺脫惡性循環。

首先，為了讓她丟掉「我應該停止過食催吐」的想法，我對她說出我曾經對K小姐說過的話：「每個人都要依賴某項事物才能活下去，妳就放寬心，不要有罪惡

1 厭食症患者長期將手指伸進喉嚨催吐，而在手指根部形成的繭。

感。」而且我還告訴她：「不要想如何對抗飲食障礙，找到與它共存的方法才是最重要的。」

當時的她每天把自己關在家裡。為了讓她的大腦產生變化，我特地安排她到我朋友經營的脊椎按摩診所打工。照理說她全身只剩皮包骨，根本沒有體力出門工作，但我是她有生以來第一個跟她說「過食催吐也沒關係」的人，她受到我的鼓勵，逐漸感到一絲希望，於是決定努力看看，接下了打工的工作。

不久之後，她告訴我她覺得工作很有趣，我建議她不如去考個證照，後來她決定試試看，進入專門學校[2]就讀。她很順利地在二〇〇九年畢業，還在故鄉獨立開業。由於她本身也是一位病人，很了解因身心不適上門求醫的病患心理，沒想到因此大受病患愛戴，生意相當好。

她現在已經不再是我的病人，但有時候我們還會見面聊天，看到她開朗的笑容，我真的感到很開心。燦爛的笑容讓我完全忘記她是一名病患，雖然她現在還是持續過食催吐……說得精準一點，應該是「很開心地」催吐。儘管她的厭食症並沒有痊癒，

2 專門學校：在日本學制中，設有專門課程的專修學校稱為專門學校，屬於高等教育機構之一。以傳授職業教育與專業技能為主的學校，相當於職業學校。

但我認為現在這樣也很好。

T小姐自己也決定轉念，將過食催吐當成是自己維持平衡的方法，過著與飲食障礙和平共存的生活。通常飲食障礙都會伴隨憂鬱症，雖然並不是每個病患都能像T小姐一樣與飲食障礙和平共存，但她的例子也告訴我們，完全治癒並不是治療的唯一目標。

洋芋片成癮症也是一樣，不要追求完全治癒，找到和平共存的方法也是不錯的選擇。最理想的狀態當然是不要罹患洋芋片成癮症，這一點套用在任何成癮症身上皆相同。除了改善生活型態，不讓自己處於容易成癮的環境裡，以及不要隨著零食廠商的行銷策略起舞之外，找到可以釋放壓力的興趣，積極參加活動，拓展人際關係，在生活中融入健全的「快樂」，都是有效預防袋裝零食成癮症的好方法。

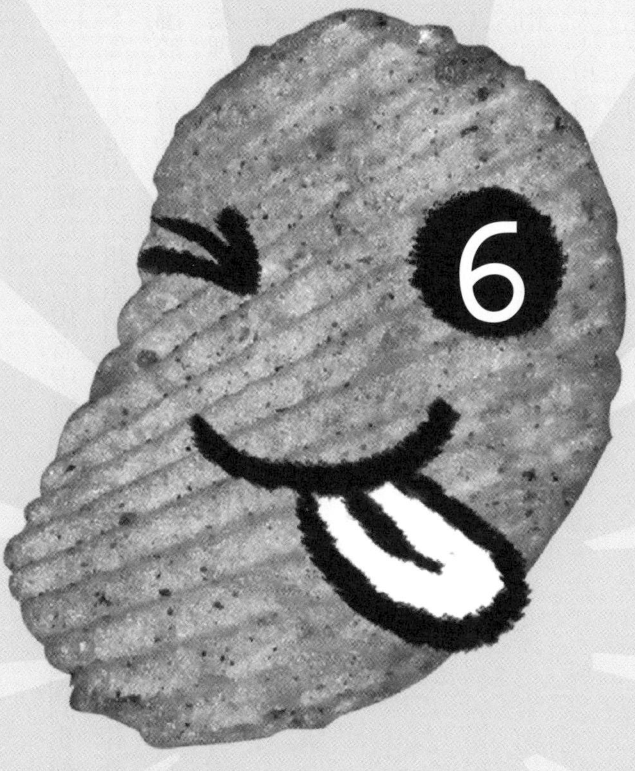

孩子的健康與味覺
危機重重！

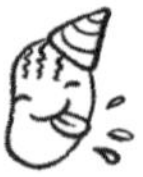

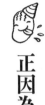

正因為不是嚴重的「毒品」才恐怖！

「洋芋片成癮症」的患者中雖然也有像第一章介紹的重症病患，但整體來看比例並不高。這是因為比起酒精與古柯鹼，洋芋片的成癮性溫和許多的關係。雖說袋裝零食屬於「毒品」，但它並不是嚴重的「毒品」。就連巧克力也因為含有可可鹼這個具有藥理作用的物質，在毒品等級上比它高一級。由於毒品等級太過輕微，本書出版後或許還會引來批評，認為將袋裝零食列入「毒品」之列未免太小題大作。沒錯，事實的確如此。但，正因為不嚴重才恐怖！若從洋芋片的影響力來思考，我認為所有人都應該對洋芋片提高警覺，甚至要超過巧克力的程度。

為什麼我會認為正因為不嚴重才恐怖？最大的原因就是大人會覺得洋芋片是安全的食物而給小孩吃。也就是說，大人任由小孩在這麼小的年紀就開始接觸「毒品」。我相信這個世界上應該不會有讓嬰兒喝酒、抽菸或喝咖啡的父母吧？就連巧克力，一般大人也會認為這屬於「刺激性食物」（或是基於不想讓小孩蛀牙的想法）而避免給嬰兒吃。可是，現在竟然有給小孩吃的袋裝零食標榜一歲以上就能食用……就算強調不添加鹽分或是非油炸食品，都是讓孩子開始接觸袋裝零食的行為。可以預期的，在不久的將來孩子就會開始吃起一般的袋裝零食。

正因為袋裝零食是老少咸宜的食品，每個人都在吃，所以給小孩吃袋裝零食的大人壓根不覺得袋裝零食是容易上癮的「毒品」。政府透過立法的方式，嚴格禁止商家販售酒類與香菸給未成年的小孩，但我們的小孩卻可以在任何時間到超市或便利商店，用自己的零用錢買袋裝零食來吃。就算站出來大聲疾呼「政府應該想想辦法」，大家可能只會一笑置之，覺得「不過是洋芋片，有必要這麼大驚小怪嗎？」由於整個社會都認為「吃太多洋芋片沒什麼大不了」，輕忽它的「毒品」性，才會讓孩子們曝露在「洋芋片污染」的環境中，完全不設防。

此外，孩子們愛吃袋裝零食，也是難以遏止袋裝零食成癮症的原因之一。就算大人想要硬逼嬰兒喝酒、抽菸或喝咖啡，嬰兒也會基於味覺本能拒絕；棘手的是，袋裝零食就是根據人類天生會覺得「好吃」的口味製造而成，因此從滲透力或蔓延性來看，袋裝零食可說是最恐怖的「毒品」。

未來我們將面臨更棘手的時代，父母從小孩出生開始就大量餵食袋裝零食，可想而知，以後一定會出現更多重度成癮症患者。

坦白說，我認為一部分的營養師和料理研究家是助長這股風潮的幫凶。他們完全沒有考慮到大腦的成癮性與飲食習慣所帶來的影響，帶著親切的笑容向父母推薦使用袋裝零食的料理，例如將捏碎的洋芋片拌在飯裡的「洋芋片炒飯」，就是這些「簡單美味而且小孩最愛」的料理將小孩推向袋裝零食成癮之路。

有些牙科醫生的觀念也讓我無言以對。我聽過牙科醫生跟患者說：「不要吃糖果或喝飲料，改吃袋裝零時就能預防蛀牙。」難不成這位醫生以為吃進去的食物是從鼻孔排出來的嗎？完全沒考慮到人體頸部以下的運作機制。容我不客氣地說，這些專家的做法明顯曝露出「見樹不見林」的淺薄知識。

健全的味覺是健康的基礎。鮮味這個味覺是由日本人發現的，日本文化留下了許多活用食材鮮味的料理方式。日本人的細膩味覺一直是全世界公認的卓越天分，沒想到竟然出現了極力破壞這項天分的「專家」，由此可見，現代人要面對的問題真的很棘手。

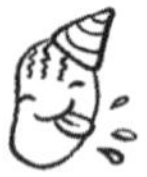

一出生就每天吃零食的世代

我經常受邀演講，談論小孩的飲食生活。而且每年也有愈來愈多正在育兒的父母，找我諮詢各種問題。其中最令我印象深刻的，就是不管我到哪裡，都有父母表示不知道該如何解決小孩吃零食的問題。在此我要介紹一封由一位三十多歲的媽媽寫給我的信。

「我的孩子正在念幼稚園。我對於發生在孩子身上愈來愈嚴重的零食問題感到恐懼，因此提筆寫信給您。

小孩兩歲之後，我與其他媽媽朋友就有愈來愈密切的往來，常常會到彼此家裡玩。可是，每次去朋友家玩的時候，所有人都會心照不宣地帶零食過去，由於人數很多，因此加總起來的零食量相當驚人。主人一定會打開袋裝零食，倒在大盤子裡，吆喝小朋友來吃。然後所有小朋友就會像鴿子一樣衝過來搶食。我看到其他媽媽們一臉笑意的模樣，心中好想大喊『住手！』可是卻什麼話也說不出口。我很擔心如果掃了大家的興，我的小孩可能也會遭到排擠，因此一直默默地在旁邊觀察。

在場的每位媽媽都很用心養育自己的小孩，沒有人懷疑自己的小孩正在做危害自己身體健康的事情。老實說，我自己就曾經因為戒不掉洋芋片而受苦。我曾經試過阻止小孩吃零食卻沒有成效，現在我也不知道該如何是好。看到這些小孩生活在充斥著各種袋裝零食的環境裡，我的心情已經不只是擔心，而是感到恐懼了。」

看過她的信之後，我想起前一陣子在電視上看到的新聞。根據新聞報導，目前有愈來愈多國中生吸大麻。希望能接受藥癮治療的年輕人勸戒所有觀眾：「戒毒是一件相當痛苦的事情，各位千萬不要嘗試。」寫信給我的媽媽親身感受過與那位年輕人類似的痛苦，因此即使袋裝零食的成癮性很溫和，她也很害怕自己的小孩從這麼小就接觸袋裝零食。這位媽媽真的是一位盡責的母親。

袋裝零食是可以在超市與便利商店買到的「毒品」，而且這類「毒品」很便宜，小孩只要用自己的零用錢就能買到。從小孩結交朋友的那一刻起，有一天他一定會吃零食。父母沒辦法在遠端操控小孩，叫小孩不要買零食。面對這樣的現狀，大人們不應該認為「既然如此，我們這些做父母的怎麼阻止也沒用」，而是應該積極地「延後小孩開始吃零食的年齡」，這個做法才能真正幫助孩子。總歸一句話，從現在開始不要再給小孩吃零食了！小小的用心絕對能拯救孩子們的人生。

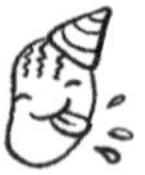

愈認真愈難融入的「異常社會」

話說回來，這個世界上有很多事不是努力就能做到，這也是不爭的事實。這位媽媽後來又寄了一封信給我。

「在帶孩子的過程中，最讓我感到痛苦的就是孩子從剛出生開始，就擺脫不掉零食。無論是甜點、袋裝零食或是糖果，不管我怎麼防備就是無法避免。嬰兒用品專賣店還設有點心專櫃，販售各種適合不同月齡的嬰兒零食，商品包裝與陳列方式都不斷地在告訴父母『這些點心對小寶寶很好喔！』就連藥妝店裡賣紙尿布的專區旁，也擺滿了各式各樣的零食。就算去幼稚園、安親班或才藝班，也會看到孩子身邊放滿了袋裝零食與巧克力等點心。

假日帶小孩到公園去玩，媽媽們的包包裡都有一個零食袋。當我的小孩與其他小孩在玩時，對方的媽媽一定會叫自己的小孩將零食分給其他小朋友。如果拒絕，還會以同情的眼光看著我的小孩。小孩去上游泳課時，一下課到外面集合，就到了吃點心的時候。就算讓小孩帶飯糰去吃，他也會忙著跟其他小孩換零食吃，完全不吃我讓他帶去的飯糰。

我們做父母的花了很多心思為小孩打點一切，希望他能跟身邊的同學或朋友和平相處。所以愈是注重孩子飲食的媽媽們，面臨目前這種人人都吃零食的風氣，無不感到窒息與痛苦。我好擔心日本的未來。」

你是否認為這位媽媽太杞人憂天？我一點也不這麼想。受到零食廠商的行銷策略影響，包括袋裝零食在內的所有零食類商品從來沒有像現在這麼蓬勃發展，為了養成孩子健康的飲食習慣，一定要繃緊神經，最好能做到身邊朋友都認為你「有點神經質」的程度。由於現代社會太過「異常」，因此認真看待飲食問題的人會覺得過得比較痛苦。

消費者在這三、四十年來受到宣傳廣告與新商品問市的鼓吹，消費慾望逐漸高漲，生活中「習以為常」的小小需求不斷更新。我在第一章介紹過的三位「成癮症」患者，都是從高中時期養成吃袋裝零食的習慣。他們的父母從他們還是嬰兒或是幼兒的時候，就習慣給他們吃袋裝零食，而且認為這樣的養育方式「很正常」。

隨著新商品陸續上市，現在的父母都認為「小寶寶一歲以後就能吃專門給嬰兒吃的零食」、「給小孩吃的點心就是袋裝零食」，這些觀念已經變成他們的「常識」了。

袋裝零食是連嬰兒也可能會上癮的「毒品」。若是從一出生就開始吃零食，當他們成長到跟我現在一樣的年齡時，就代表他們已經吃了超過五十年的零食。過去從來沒有一種毒品能讓人如此長期食用，一定要趁現在想辦法阻止行銷策略造成的飲食文化崩壞才行。

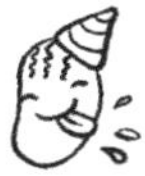

零食超受歡迎！

究竟孩子們生活在這樣的社會之中，會引起什麼樣的異狀呢？其中最需要注意的就是熱量攝取過多的問題。

根據「日本運動振興中心」在二〇〇五年實施的「中小學生飲食生活等實態調查」結果，晚餐前一定會吃點心的小學男生占百分之七十二．〇、小學女生占百分之八十二．六；國中男生占百分之六十五．五、國中女生占百分之七十六．〇。接著從答案觀察中小學生所吃的點心內容，發現無論是國中生或國小生，袋裝零食都是第一名，而且與第二名的差距相當大。值得注意的是，男女學生的比例差異並不大。順帶一提，第二名則是巧克力。

正常包裝的袋裝零食一包約為六十～七十五公克，各位知道吃下一包零食等於吃下多少熱量嗎？以小孩用的飯碗來換算，約為二．二碗！

單包袋裝零食換算之飯量表

商品名稱	公司名稱	1包（盒）重量(g)	1包熱量(kcal)	換算成飯量（碗）
香酥玉米角（烤玉米）	好侍食品	75	406	2.4
Aerial玉米酥	YAMAZAKI-NABISCO	75	423	2.5
甜心藷	Calbee	70	360	2.1
起士洋芋片	Calbee	70	391	2.3
海苔鹽洋芋片	湖池屋	70	363	2.2
雙倍濃起士	Japan Frito-lay	65	368	2.2
洋芋片（海苔鹽口味）	佳世客	65	358	2.1
多力多滋（墨西哥脆餅口味）	Japan Frito-lay	63	310	1.8

洋芋片（蒜味）	湖池屋	60	332	2.0
chip star洋芋片（西伯利亞鹽味）	YAMAZAKI-NABISCO	50	261	1.6
漫畫肉造型洋芋片（西伯利亞鹽味）	東鳩Tohato	45	217.8	1.3
炸薯條	芋吉館	42	239	1.4

※以小孩用的飯碗來換算（1碗飯100g＝168kcal）（根據各廠商公布之「營養標示」製成）

若是最近愈來愈多的小包裝杯裝零食，大約為一．四碗飯。一般小學生如果吃下二．二碗飯，相信每個人都會吃得很飽。

話說回來，洋芋片幾乎沒有「食材」，全都是油脂。一包零食差不多跟一顆雞蛋一樣重，一下子就吃光了。我聽說零食廠商到每個學校演講時都宣稱：「一般人認為吃零食有害健康，那是因為過量攝取的關係，我們建議一天吃三十五公克就好。」但他們在研發商品時就是以「一口接一口，美味停不住」的出發點來設計，在這樣的前提下還要小孩不要吃太多，未免也太強人所難了。

小孩在正餐前吃下熱量這麼高的食品，當然就吃不下最重要的晚餐了，甚至還有些小孩會說「我不吃晚餐也不會餓」。事實上，這些孩子吃的並不是芋薯類食材，而是油脂的高熱量，所以如果長期因為吃洋芋片而不吃晚餐，結果一定會陷入「某種營養失調的狀態」。我在第五章曾經提過，酗酒會引起肝臟功能障礙，長期吃洋芋片且不吃正餐，也會引起相同樣的問題。

惡性循環不會停止。不吃晚餐會導致半夜肚子餓。在先前介紹的調查中，也針對消夜狀況進行調查。發現無論是男女學生都有吃消夜的習慣，小學生吃消夜的比例為百分之五十一・一、國中生為百分之五十二・一，皆超過一半。而且與五年前相較，分別增加了十七個百分點左右。進一步分析消夜內容，發現小學生大多吃橘子與冰淇淋，袋裝零食位居第五；不過，國中生的第一名竟然是袋裝零食。由此可見，袋裝零食已經滲入他們的生活習慣之中。

從調查結果來看，兒童飲食已經陷入吃零食攝取高熱量，於是不吃正餐，更在半夜吃高熱量零食的惡性循環之中了。而且因為晚上吃了消夜，所以第二天早上一點也不覺得餓，甚至直接不吃早餐。

熱量攝取過多不是只吃一包高熱量袋裝零食就會造成的問題，誠如我在前方章節的說明，砂糖、油、鮮味調味料與食鹽所組成的「美味四重奏」會使盡全力擄獲大腦。如果是天然甜味或鮮味，大腦會正常判斷需要的分量，所以絕對不會發生吃太多的狀況。但如果吃的是添加大量美味四重奏的袋裝零食，無論分量再多都吃得下，很可能就會因為吃太多而攝取過多熱量。

我們常在動物園看到「請勿餵食」的標示牌，園方之所以要特別宣導，就是因為人類餵動物吃的零食大有問題。我們有時候還會看到肥胖的猴子，如果猴子只吃工作人員餵食的水果與蔬菜，牠絕對不會發胖，正是因為遊客餵牠們吃甜食與袋裝零食，才會導致大腦無法正常停止食慾，最後就會吃太多而發胖。

關於吃太多導致熱量攝取過多這一點，我認為袋裝零食的威力遠超過速食。速食是由肉類與麵包組成，「食材」的比例相當高，因此就算添加大量「美味四重奏」也不會吃太多。

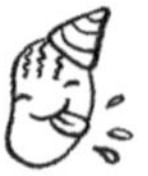

中年疾病轉變為兒童疾病

在不知不覺之間，容易讓人攝取過多熱量的袋裝零食已經滲透得如此深入，可想而知，肥胖兒童人口也會愈來愈多。差不多在十年前，每次我去演講兒童飲食問題時，現場父母提的問題大多是與異位性皮膚炎以及過敏疾病有關，現在卻有極大的變化。才不過十年的時間，最多父母提出的問題已經變成了「我家小孩很胖……」。

根據文部科學省發表的「學校保建統計調查」，從一九七〇年至今四十多年間，肥胖兒童人口急速成長了兩到三倍，甚至比父母那一代的肥胖兒童人口還多。以二〇〇九年度為例，九～十四歲男童與十二歲女童中，肥胖兒童所占比例約為一成左右。

實際到街上走一圈，就能看到許多有著「中年體型」的兒童。褲腰皮帶上掛著一個突出的大肚腩，這在我那個年代是不可能發生的事情。如今無論在都市或鄉下，到處都看得到這種肥胖體型的兒童。

此外，現在與日俱增的肥胖體型不只是單純的贅肉問題，甚至還伴隨生活習慣病等「病態肥胖」，這才是令人擔憂之處。就連「兒童代謝症候群」、「兒童生活習慣病」也陸續出籠。厚生勞動省在檢討會上，公布了兒童生活習慣病患者中肥胖兒童所占比例，將會從百分之五成長到百分之十五的統計數據。此外，二〇〇九年四月，報紙上也刊登了一則讓我震驚的新聞，我一直以來擔心的事情終於發生了……厚生勞動省研究組調查發現，超過四成高中生的高血壓、高中性脂肪與高血糖都超過基準值，可說是生活習慣病的隱性患者。

十五歲以下的第二型糖尿病（與飲食和運動等生活習慣有關的糖尿病）患者，一九八二年到一九八六年每十萬人只有一．八九人；一九八七年到一九九二年增加到三．一九人；一九九二年到一九九六年進一步增加到四．八七人（《肥胖研究Vol.8》朝山光太郎．二〇〇二年）。可以預料的是，今後這個數字還是會呈現逐漸飆升的趨勢。

生活習慣病原本就是一種受到長年飲食生活與運動不足影響，在慢慢累積之下，到了中高年才診斷出來的疾病。兒童的代謝狀況比大人好，而且外食與熬夜機會也比大人少，如果在兒童時期就罹患了生活習慣病，後果將不堪設想。根據歐美國家的研究，有七到八成的肥胖兒童，長大成人後依舊維持原有的肥胖體型。小時候沒養成良好的生活習慣，到了努力工作的二、三十歲時，就很容易引發動脈硬化，或是因腦梗

肥胖傾向兒童[1]出現率

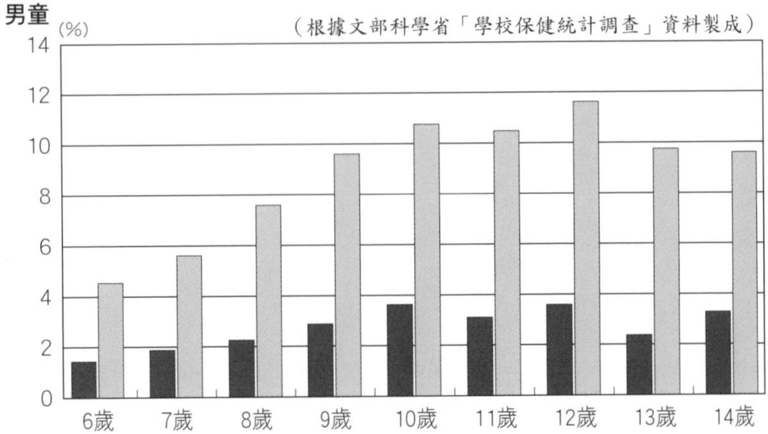

（根據文部科學省「學校保健統計調查」資料製成）

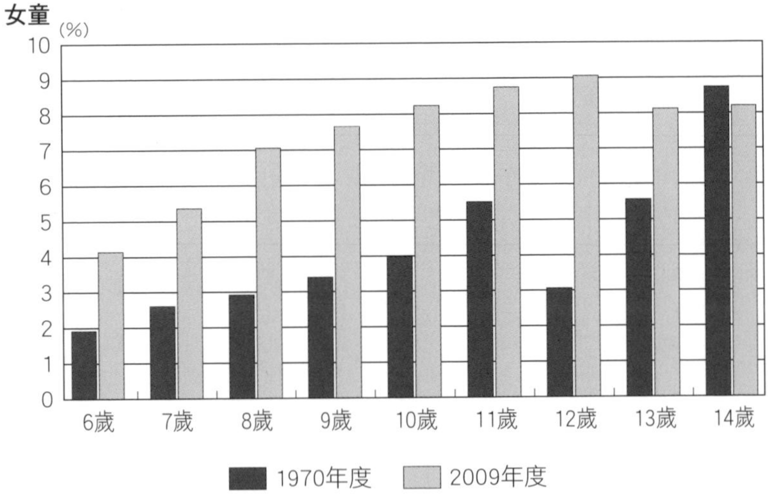

1 根據性別、年齡別與身高別計算出的標準體重計算出肥胖度，體重超過基準百分之二十以上的兒童即稱為肥胖傾向兒童。

塞、心肌梗塞臥病不起，更可能會因為罹患糖尿病而導致失明或腎臟衰竭，原本描繪的理想人生就會離自己愈來愈遠。

一旦發生這種情形，不只是當事者痛苦，整個社會也會衍生出很大的問題，包括失去勞動力、醫療費用等社會保障費用暴增等。美國紐約州每年花費在治療因肥胖引起的疾病上的費用就高達七十六億美金（約七〇〇〇億日圓），日本絕對不能陷入同樣的危機裡。

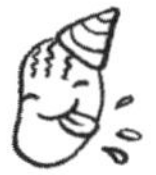

右手拿洋芋片、左手拿飲料

追根究柢，麵粉類或西式主食是引發這類問題的最大元凶。在前方章節中，我已經介紹過麵包、義大利麵與拉麵這些主食通常都會搭配高脂肪、高熱量的配菜。袋裝零食則是徹底發揮麵粉類食物的力量，讓人攝取到最多脂肪與熱量的重量級配角。

美國是兒童肥胖與兒童生活習慣病的「先進國家」，從一九九〇年開始成為愈來愈嚴重的社會問題。當時正好是電視遊樂器興起的年代，許多兒童每天都待在房間裡打電動。美國影集與電影就經常出現孩子們緊盯著電視螢幕的場景，而且劇中的小孩總是右手拿著袋裝零食、左手拿著飲料。為什麼他們都不喝水或茶呢？那是因為在袋裝零食濃郁口味的刺激之下，他們再也無法滿足於水或茶這類淡而無味的飲料。

這是很自然的生理需求。長期食用像洋芋片這類鹽分較多的食品，大腦就會想要攝糖分。一般成人可以選擇喝啤酒，但兒童絕對會搭配飲料。兒童的肥胖問題不只來自於袋裝零食，飲料也是不可忽略的肥胖源。

普林斯頓大學的研究團隊在二〇一〇年三月發表了一篇研究結果，完全佐證了前一段的內容。研究團隊讓一群大鼠食用飲料中富含的「高果糖糖漿」（日本稱為果葡糖漿或葡萄糖異構糖漿）；另一群大鼠則食用高脂肪飼料，結果發現吃高果糖糖漿的大鼠不只比後者暴肥，內臟脂肪與血液中的中性脂肪也明顯增加。若套用在人類身上即可發現，攝取過多高果糖糖漿正是罹患生活習慣病的危險因子。

紐約州也針對公立學校的學生進行調查，發現五成的學生有肥胖問題（堤未果《實況報導　貧窮大國美國》〔ルポ　貧困大国アメリカ〕岩波書店）。由於當地兒童的生活習慣大多問題重重，不只缺乏運動，飲食也不正常，大部分肥胖傾向兒童不是早已罹患生活習慣病，就是未來很有可能罹患生活習慣病。

面對這樣的現狀，我們絕對不能隔岸觀火，認為事不關己。相對於美國兒童肥胖問題，日本人雖然在遺傳上不容易發胖，但已經有研究證實，容易罹患糖尿病。換句話說，就算是吃跟美國人一樣的高脂肪飲食，在胖到跟美國人一樣要穿可以穿得下三個人的大尺寸褲子之前，日本人就會先得糖尿病。日本人不易發胖的遺傳體質，只要觀察相撲力士的體型即可察覺。體重超過兩百公斤的力士，包括小錦、曙與武藏丸等人都有西方血統。

我認為兒童糖尿病未來將會成為日本的一大問題。從一九九二年開始，日本中小學校就已經開始實施尿液檢查，以便早期發現，早期治療。

日本人一定要比美國人更注重飲食，才能降低因罹患糖尿病或腦梗塞等嚴重的生活習慣病而失去寶貴性命的風險。很多人只重視體型與體重，但認為「只要不發胖就好」的觀念真的是一大錯誤。日本兒童的肥胖問題比實際看見的情形更嚴重，改善生活習慣才是目前的當務之急。

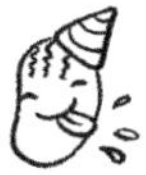

飲料為什麼恐怖？

話說回來，目前就連袋裝零食的好朋友「飲料」也推出了「嬰兒專用」商品。不過，各位知道飲料其實就是「砂糖水」嗎？正確來說，是我剛剛提及的果葡糖漿水溶液。除了水與茶以外的軟性飲料，平均都含有一成左右的糖分。以五百毫升的飲料為例，其中就添加了五十公克的糖分。誠如我之前所說，包括白糖在內的所有精製糖都具有成癮性。也就是說，除了茶與水之外，所有飲料都跟袋裝零食一樣屬於「超軟性毒品」。

放學後到補習班上課的學生們最常到便利商店買點心，那裡不只放著滿滿的袋裝零食，還有好幾櫃的飲料。從某種程度來說，便利商店可說是「毒品」集散地。不只是袋裝零食與飲料，還有酒類、香菸、巧克力、黃色書刊與足球彩券。換個角度來看，便利商店一天二十四小時都在販賣刺激人類感官以獲得快樂的商品，簡直就是「軟性毒品商店」！

此外，若要吃下十條五公克裝的砂糖棒，相信沒有人吃得下去，但為什麼如果換成五百毫升的飲料，孩子們就能大口大口地灌下去呢？其實這與飲料都是冰過才喝的飲用方式有關。

甜味是一種溫度愈接近體溫愈能強烈感受的味道。我小時候曾經烤過橘子來吃，當橘子加熱到接近體溫的溫度時，吃起來最甜。在太熱或太冷的狀態之下，都不容易感受到甜味，這一點我自己就已經體驗過了。

請想像一下，在大熱天的車子裡放一瓶飲料，我相信不會有人想喝那瓶飲料。只要喝過的人都知道，放在高溫環境中的飲料喝起來很黏稠，而且相當甜，會讓人覺得噁心，就像吃融化的冰淇淋一樣。由此可見，飲料冰過之後再喝，即使添加了大量糖分，也不會讓人覺得太甜，重點是再大瓶都喝得下。因此，我之所以覺得飲料很棘手，是因為它已經添加了會讓身體產生抗拒反應的大量糖分，卻又擾亂了我們的味覺，讓我們猛灌不停。

不只如此，不用咀嚼就能產生熱量這一點也不得不防。過去曾經流行過「弗萊謝爾健康法」，又名「咀嚼健康法」，主要概念是吃任何食物時，最好咀嚼五十次、一百次。細嚼慢嚥的確能預防過量飲食，由於飽足感來自於食物消化吸收後，血糖值上升的結果，因此如果能在細嚼慢嚥的過程中提高血糖值，就能感到飽足。發明這個健康法的弗萊謝爾（*Horace Fletcher*）是一位大富翁，當時他只有四十多歲，體重高達一百公斤，後來利用細嚼慢嚥的方式成功減下將近三十公斤。

我一再強調熱量絕對不能從飲料中攝取，由於喝飲料時不會咀嚼，一旦失去咀嚼這個可以避免過量飲食的「防衛機制」，就會拚命猛灌下去。大家都知道有肥胖傾向的人通常飲食速度都很快，袋裝零食與飲料幾乎不需要咀嚼，因此很容易在血糖值上升之前，就吃下了大量糖分與脂質。這也是不管多少都吃得下的原因。

咀嚼也是活化大腦機能的重要功臣之一。尤其是正在成長期的兒童，更需要細嚼慢嚥刺激腦部，促進全身健康與順利成長。

從袋裝零食與飲料中攝取熱量，進而不吃正餐的害處多到無法計數。在此呼籲所有的大人，絕對不能讓孩子養成「右手拿洋芋片、左手拿飲料」的恐怖習慣。

以吃洋芋片的方式減肥？

現在很盛行以食育之名到處演講，針對兒童的飲食生活或健康問題提出對策。坦白說，我經常聽到本末倒置的觀點。大部分專家在倡導食育時，都會使用模糊不清、定義不明的「均衡」這個詞彙。不過，就目前的現況而言，很多營養素的功能尚未釐清，只有神才知道什麼是「營養均衡的飲食」。在這樣的情況下，整個社會竟然還跟著呼應「多吃營養均衡的食物」、「要讓孩子均衡攝取蔬菜」的標語。如果只看營養素，每天吃維他命或簡單的營養補助食品就算是「營養均衡的飲食」了。

提倡「均衡」的專家們根本沒看見目前發生的真正問題。威脅孩子性命的問題根源，就是不吃米飯填飽肚子的飲食習慣。可是食育專家卻絕口不提這一點，只教導大家要多吃蔬菜或是如何搭配料理，這種做法真的是令人摸不清頭緒。

就是這種不觀察飲食生活，只注重營養素的做法，才會一直發生令人瞠目結舌的事情。有一位媽媽很煩惱自己的小孩愈來愈胖，衛生所的人員跟她說：「妳的小孩每天吃的蔬菜量只有建議量的一半，應該要讓他吃到足夠分量才行。」於是這位媽媽每天都做蔬菜炒麵或炒飯，讓小孩吃到大量蔬菜。話說回來，在飲食中增加蔬菜分量是否就能讓孩子的身體變健康？答案是否定的。因為這位媽媽一直讓小孩吃富含油脂的主食，這種做法反而導致孩子繼續發胖。

如果這位媽媽不給小孩吃零食，只用米與水煮飯，以單純的米飯讓孩子吃飽，相信絕對能改善孩子的肥胖問題。身為指導飲食的專家，完全不理解目前飲食生活的真正問題，就算政府砸大錢實施健診，也無法給人民最好的建議。

說到令人瞠目結舌的事情，各位相信有人為了減肥竟然吃洋芋片嗎？這是目前很普遍的狀況。有一份針對女子短大生進行的調查，結果發現她們雖然看起來很苗條，體脂肪率卻高得嚇人，約有百分之四十六的人屬於這種「隱性肥胖者」。與正常值的學生相較，這些女大生很多人都不吃正餐，而且還以袋裝零食與飲料補充熱量（《藥理與臨床》〔藥理と臨床〕二〇〇六年．松木秀明）。

只在意肥胖或纖瘦的減肥觀念真的很危險，但在目前這個時代裡，這樣的風潮竟然已經吹向了小學生。外形纖瘦實際上卻很胖，這樣的奇怪體態可說是由油脂與砂糖組成的袋裝零食和飲料所引發的現代文明病。

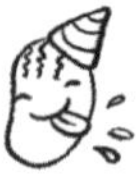

《麥胖報告》真實存在

現代小孩一出生就吃袋裝零食、喝飲料，但我認為比起身體健康的問題，精神層面的問題更加嚴重。由於這些食品都算是某種「毒品」，一旦大腦上癮，不吃就會開始情緒不穩定，或是脾氣暴躁。就像對香菸、酒精或咖啡上癮一樣，一不吃袋裝零食、喝飲料就會感到焦慮，頓失理智，甚至歇斯底里。

根據第五章介紹的論文內容，我們可以說高熱量飲食算是一種「毒品」。實驗結果已經告訴我們，持續吃高熱量飲食的大鼠腦內，會引起與藥物成癮者相同的反應，想要追求更強烈的刺激。

此外，我在前頁介紹過以「高果糖糖漿」為實驗對象的普林斯頓大學實驗中，從開始實驗之後，不到兩、三天的時間，大鼠就已經想要吃更大量的糖漿了。一旦停止攝取，就會出現磨牙等與藥物成癮者相同的戒斷反應。恢復餵食時，大鼠必須攝取比過去更大量的糖漿才會感到滿足。

這類研究讓我想起了《麥胖報告》（*Super Size Me*）這部電影，為了驗證「長期吃速食是否真的會發胖」這個假設，一位美國導演親自做人體實驗。一天三餐都吃麥當勞，持續吃了一個月並拍下這個過程，這部紀錄片在全球引起十分熱烈的迴響。

他在這一個月內吃下了相當於十三公斤的砂糖、五公斤的脂肪，體重自然也增加了十一公斤，而且膽固醇值竟然增加了六十五。根據他在實驗之前做過的健康報告，他當時的身體狀況相當良好。但在實驗過程中，肝功能明顯下降，醫生甚至還下達禁令，要求他立刻停止這種危及性命的實驗，可見狀況有多嚴重。

問題還不只如此，他在精神上也出現了很大的變化。剛開始興高采烈地吃著漢堡，過了一週之後竟然開始出現中毒症狀。他對著鏡頭說：「我的身體雖然沒什麼大礙，但心情卻盪到谷底。吃完後又想再吃。」進入實驗第三週後，在未進食的期間裡開始出現劇烈頭痛，他表示：「雖然我的心情還是很沮喪、很低落，但只要一吃到麥當勞，心情就會變得很開心，而且興奮到瘋狂的程度！」這樣的表現就跟藥物成癮者一模一樣。

他隨時都處於疲勞狀態，情緒非常不穩定，而且完全提不起「性」趣。為了這次的實驗，可以說是完全賭上自己的性命。

這部電影上映之後，麥當勞公司也針對內容提出以下反駁：「沒有人會如此極端地每天只吃麥當勞的食品，我們的商品並沒有問題，而且這部電影也不能證明是麥當勞的食品導致肥胖。」嚴格說來，麥當勞公司所做的聲明也沒有錯。基本上只要早晚兩餐以米飯為主食，即使午餐吃麥當勞，也不會像導演一樣出現戒斷反應。因此，重新認識主食的重要性，是維持健康的先決條件。

話說回來，就算沒有兒童每天只吃速食過活，但吃袋裝零食與喝飲料的習慣是讓兒童未來可能成為《麥胖報告》第二的元凶。以後小孩很可能就過著不吃早餐，中午在學校吃營養午餐，回家後就吃袋裝零食與喝飲料，晚餐只吃一些，半夜又因為肚子餓而吃袋裝零食還喝飲料的生活。兒童的大腦比大人更容易對「毒品」產生反應，而且我認為最近引起軒然大波的「小一問題」（從小學一年就出現班級秩序解體的現象）、脾氣暴躁與失去活力等問題，原因之一就是不吃主食的飲食習慣。換個說法來解釋，即使是情緒不穩定的小孩，只要讓他好好吃飯，絕對就能獲得改善。目前已經出現了許多恢復健康的實際案例。

最早對於兒童的問題行為與飲食之間的關係敲響警鐘的人，是一直以來幫助我許多的大澤博教授（岩手大學名譽教授）。他曾在少年感化院進行研究調查，發現大多數曾經犯罪的青少年，小時候都不好好吃飯，以大量飲料與袋裝零食果腹。

怪異的飲食行為如今變得「習以為常」，兒童不只是已經一隻腳踏進生活習慣病的危機裡，未來也將會飽受大腦與精神狀態異常之苦。各界進行的人體實驗已經證實了這一點，從現在起，趕快恢復健康主食的飲食型態吧！

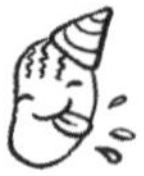

最恐怖的就是味覺破壞

我出生於茨城縣，小時候只有花林糖[3]是以油為原料做成的糖果。長大之後，有一次我到沖繩去，吃到當地的炸蛋球[4]與金楚糕[5]，油膩的口感讓我大為驚訝。我不禁感嘆，一出生就接觸袋裝零食的現代小孩，果然不可同日而語，更油膩的食物才能獲得他們的青睞。

前一陣子我在便利商店看到「炸章魚丸子」、「炸大阪燒」這類商品。雖然不是真的用炸的，而是以大量的油去煎，但對我來說，這個口味就算是配啤酒也太重了。不知各位讀者吃過之後覺得如何？可能有很多人覺得「很好吃」吧？

一直以來我不斷呼籲「不要給小孩吃袋裝零食與喝飲料」，一旦讓小孩養成這種惡習，很容易就會導致「味覺破壞」，這對我們人類來說是最糟糕的狀況。雖然本書認為「大人可以吃洋芋片」，但我一定要「嚴令禁止」大人給小孩吃零食的行為！

3 拌勻麵粉、砂糖、水、酵母、食鹽與小蘇打，將麵糊桿成棒狀，以植物油油炸，均勻沾附以黑糖或白糖製成的糖蜜後風乾即可食用。

4 源自中國的油炸甜食之一，後傳入沖繩。混合雞蛋、油及麵粉，油炸後灑上糖。

5 拌勻豬油、雞蛋、麵粉、砂糖，再加上紅糖燒製而成的沖繩傳統食品。

以剛剛我說的「炸大阪燒」為例。有的人吃了覺得「好吃」，有的人吃過後覺得「不好消化」，這樣的差異來自於每個人的飲食習慣。追根究柢，我們只吃大腦想要的食物而已。如果從小就愛吃以「美味四重奏」製成的超軟性毒品，隨著年齡增長，就會不斷追求強烈刺激才能獲得滿足，陷入惡性循環裡。若是無法謹慎因應口味偏好的異常變化，可能就會影響我們的一生。換言之，我們可能就開啟了「慢性自殺之路」。

最近市面上出現了許多適合大人「在家裡喝酒時」配酒的下酒菜，這些小菜的味道都很重。如果讓小孩吃習慣這樣的食品，不久之後，小孩就再也不想吃米飯了。事實上，便利商店販售的御飯糰有愈來愈多使用調味米飯的產品。例如煮飯時加入調味料一起炊煮、在煮好的白飯上拌入調味料、烤過的飯糰，或是用番茄醬調味的米飯等。就連煎餅也推出炸煎餅等以油製成的新產品，而且比例相當高。現在已經很難找到堅持傳統，只用粳米與醬油製成的煎餅。只要淋上脂質含量高達七成的美乃滋，就能輕鬆滿足現代人的重口味。再這樣下去，有一天蕎麥麵店或許也會推出淋上美乃滋的蕎麥涼麵。

雖然不到《麥胖報告》的程度，但我也曾經做過人體實驗。為了撰寫本書，我買了二十包洋芋片，以一天吃兩包的速度連續吃十天（對喜歡吃洋芋片人來說，這個分量只能說是正常吧？）。我平常會買的零食頂多就是烤米果而已，我還是第一次吃這麼多洋芋片。

就在結束實驗之後，有一天吃晚餐時，發生了一件讓我感到驚恐的事情——我竟然想在納豆上擠上美乃滋！我猛然一驚，不禁懷疑「自己到底怎麼了？」完全不敢置信。我來自茨城縣，從小就喜歡吃納豆，這是我第一次覺得芥末與醬油不夠味。我沒想到我的味覺這麼快就變了，仔細思考這段時間自己的飲食狀況，我認為洋芋片就是造成我味覺改變的唯一原因。

親自感受過洋芋片的影響力之後，更堅定了我的理念。給小孩吃袋裝零食最糟糕的影響就是味覺破壞，它將決定孩子一輩子的飲食生活。

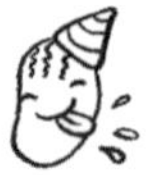

「米飯」是日本的希望！

美國政府花費大筆預算推動預防肥胖政策。一旦養成「右手拿洋芋片、左手拿飲料」的習慣就會對這兩項食品上癮，之後要戒除並不容易。為了恢復正常的飲食習慣，患者必須與心理諮商師合作，從精神層面解決問題。美國之所以難以解決肥胖問題，是因為他們的主食都屬於高熱量食物。美國本地做的麵包幾乎都添加了大量的砂糖與油脂，讓人想避都避不掉。

相較之下，日本就幸運多了，因為日本有便宜又精純的熱量來源，也就是米飯。一般人容易有所誤解，以為不變換主食小孩就不喜歡吃，其實小孩最喜歡吃飯，即使每天吃飯也不會膩，只有大人才會想要變換口味。很多煩惱孩子偏食的媽媽都會說：「我小孩只吃飯，都不吃菜。」她們的經驗佐證了孩子都愛吃米飯的天性。雖然袋裝零食與飲料破壞了孩子的味覺，很可能導致他們無法滿足米飯給予的快感，但孩子們並不是「不吃飯」，而是父母讓他們「養成不吃飯的飲食習慣」，這才是真正的問題。

在書中登場好幾次的洋芋片成癮症患者K小姐，她的母親十分注重小孩的飲食狀況，所以K小姐從小就沒吃過洋芋片，直到高中時期才開始偷偷摸摸地躲在房間吃零食。這樣結果可以說是被刻意壓抑的慾望反彈之後，加重為依賴成癮，但從另一個角度來看，如果K小姐從小就吃漢堡、披薩或麵包長大，現在的她恐怕會更為嚴重。多虧她的母親從小限制她，讓她即使罹患了洋芋片成癮症，也將影響程度降至最低。由此可見，主食真的會影響一個人的一生。

美國的肥胖對策如今只能依賴「加稅」解決，包括紐約在內的許多州都在研擬針對飲料加稅的可行性。根據當地媒體的報導，科羅拉多州已經從二〇一〇年五月開始課稅。經濟合作暨發展組織（Organization for Economic Co-operation and Development，簡稱ＯＥＣＤ）的調查結果顯示，二〇〇六年美國肥胖人口的比例約為日本的十倍，達百分之三十四．三，預估未來的醫療費用將不斷攀升。實施新稅制的用意就在於填補部分的醫療費用。

此外，隨著二次大戰後東西冷戰的終結，導致美式飲食型態迅速在羅馬尼亞普及，當地政府也在二〇一〇年一月宣布實施「垃圾食物稅」。如果在日本販售的洋芋片一包要價三百日圓，相信一定可以減少兒童每天吃洋芋片的行為。我也認為導入新稅制在某種程度上有助於減緩肥胖問題。

日本政府目前針對酒類與香菸課稅，原因也與世界各國相同。正因為是「毒品」，所以才要課稅。相信羅馬尼亞政府也認為如果不有所作為，未來將很難避免兒童對於垃圾食物成癮。

話說回來，在導入新稅制之前，日本還有更好的因應對策。那就是善用集「便宜、精純、孩子喜歡」等三大優點於一身的熱量來源「米飯」，導正國人對於主食價值的觀念。誠如我之前強調過的，以麵粉類或西式主食為主時，所有菜色都會偏油，就算媽媽喜歡吃麵包，也一定要給孩子吃米飯。將麵粉類或西式主食當成假日的休閒飲食，平時每一餐都要吃米飯，這樣的飲食型態就能大幅減少兒童的肥胖問題。

小兒科醫生的挑戰正式展開

最後，我要闡述一下未來展望。由於社會普遍缺乏「洋芋片是具有成癮性的『毒品』」的認知，因此大人平時就會給小孩吃零食，在這樣的現況中對於袋裝零食問題發出嚴重警告的，不是營養師，而是小兒科醫生。而且許多小兒科醫生早已正視飲料引發的健康問題。

從幾年前開始，幼兒的口腔健康開始出現異常現象。有愈來愈多的孩子出現嚴重的蛀牙問題，門牙根部看起來像是遭到腐蝕一般。根據牙科醫生的調查，原因就在於父母在奶瓶中裝飲料給小孩喝。家長們受到電視廣告影響，認為飲料「有益健康」，因此愈來愈多家長平時就會給小孩喝運動飲料、離子飲料、胺基酸飲料等「運動與機能性飲料」。如果問題只有蛀牙那還好處理，給一歲嬰兒大量飲用機能性飲料的結果，就是吃不下正餐，甚至還會導致維他命B1缺乏症，因而罹患腳氣病致死。這就是無條件相信飲料有益健康導致的悲劇。

有鑑於此，小兒科醫生與兒童牙科醫生於二〇〇六年發表了「關於離子飲料與齲齒的看法」（小兒科與兒童牙科檢討委員會），文章中如此寫道：「除非遇到劇烈運動或過度出汗等情形，否則平時只要給嬰幼兒喝水即可，千萬不可以用離子飲料取代水。」這才是正常的道理。

在未來的日子裡，可能會有愈來愈多兒童開始依賴洋芋片等袋裝零食，甚至可能會陷入成癮狀態，問題的嚴重性不容小覷。面對愈來愈嚴重的兒童肥胖與兒童生活習慣病這個社會問題，小兒科醫生與洋芋片之間的戰爭早已悄悄展開。

此外，在前方章節中我已經闡述過解決「成癮症」的問題難度相當高，不只是解決問題時會遇到許多挑戰，未來恐怕還會面臨必須認真研討是否要課「洋芋片稅」的議題。

身體發育成熟後，如果會對洋芋片成癮，或許在某種程度上有其陷入成癮問題的苦衷，但若是過早讓孩子接觸袋裝零食，埋下隱憂，未來將造成不可挽回的悲劇，相信閱讀本書的讀者都已經有這樣的觀念了。由於這個問題根深柢固，需要整個社會一起合作，找出因應對策，但在此之外，也有我們個人可以努力的地方。第一步就是要建立「洋芋片是毒品」的觀念，接著還要改變想法，「洋芋片不是給小孩吃的零食，而是成年人的嗜好品。」讓小孩每天正常吃三餐，確實攝取營養。衷心希望各位能從今天開始做起。

結語

我很慶幸自己能遇到K小姐。如果沒有她因為飽受洋芋片成癮症困擾而來找我諮詢，我相信至少要五年後，我才會發現洋芋片成癮症有多嚴重。人無法理解別人的依賴（快樂），我也不例外。雖然大家已經注意到人類對於香菸、酒類與甜食的成癮問題，卻無法看出熱銷全球的「洋芋片」所引起的隱憂，或許原因就在於「無法理解別人的依賴（快樂）」這個天性吧！

在撰寫本書的過程中，我發現由於毒品或酒精屬於強烈「毒品」，因此有愈來愈多專家學者投入研究，可是卻沒有人在意洋芋片，這個現象頗令人玩味。洋芋片的「毒性」相當溫和，任何人都能在超市或便利商店買到，所以很難正確論斷該如何看待洋芋片。

不過，若從「洋芋片是毒品」這個角度綜觀全球現況，我很確信目前亟需集結社會的力量阻止洋芋片的影響力逐漸蔓延。其中最不容忽視的問題就是我們的孩子正遭受到嚴重的洋芋片污染，再這樣下去，我們的飲食文化就會崩潰破壞，最後所有國民都將成為不健康的病人。

我是一位管理營養師，不是解決成癮問題的專家。撰寫本書時我很慎重地統整了這個領域的各種想法與觀念，不過或許仍有未逮之處，在專家面前班門弄斧，希望各界給予批評指教，以茲惕勵。身為一位門外漢卻決心出版本書，我之所以如此堅持，全是因為我想要以我的觀點儘早提出問題，留住傳統飲食文化，這才是健全社會的基礎。

成癮問題對各行各業的人來說都是最大的課題，最後就讓我與各位分享，我會如此關注成癮問題的來龍去脈。

我在年輕的時候就立志要成為一名管理營養師……雖然我很想這麼說，其實一開始只是順其自然而已。剛好我考上營養學科，接著一路取得管理營養師的資格，畢業後又擔任營養學的講師。話說回來，當我愈深入了解營養學，我發現日本的做法不過是「模仿歐美國家的營養學」、「討論枝微末節的營養素功效」罷了。我漸漸感到抗拒，完全不知道營養學可以為誰而用、為何而用？於是我辭去了講師的工作。

後來我以步行的方式走遍整個日本列島，在各地接觸到祖先傳承下來的傳統食物與民間食養療法，先人的智慧讓我一頭栽進飲食研究之中。從此之後，我開始提倡「食物即風土」的觀念，後來更提筆撰寫《推薦粗食》（粗食のすすめ）專欄（東洋經濟新報社）。這就是我成為管理營養師的第一個轉捩點。

我不模仿歐美國家的做法，一路摸索深根於腳下風土的食物與健康型態，承蒙各界老師不吝分享寶貴知識，讓我終於掌握到毫無道理的問題，那就是人類不可思議的天性——「明知不好卻戒不掉」的行為。

在過去的日子裡，我一邊撰寫以健康為主題的書稿，每天還抽菸、喝啤酒。正因為自己也很想知道為什麼會有這樣的矛盾，所以我才會對「依賴成癮」這個課題感興趣。仔細想想，我效法的老師們（幾乎都是醫生或牙科醫生），每個人都有自己的嗜好。重點是，魅力愈大的老師，酒癮愈重、菸癮愈大，不然就是喜歡賭博，或男女關係複雜……換句話說，依賴成癮的程度也愈「重量級」。這個現象讓我相當感興趣。我並不是要批評這種做法，純粹是對這個現象感興趣，而且這幾年來我一直在思考這個問題。

我對於上述問題的興趣成為第二個轉捩點，身為一位管理營養師，我開始深入閱讀與毒品有關的書籍，就連介紹藥物和成癮症的書籍也不放過，自認為購物狂的散文作家中村兔所寫的書，我也看得津津有味。讀愈多書愈發現依賴成癮的世界相當複雜，深不見底的痛苦令人感同身受，成癮症患者的心理狀態就像是潛入看不見盡頭的海底一樣，我目前正積極研究這項課題。

我的主要工作是指導患者的日常飲食，如果沒有食物成癮的問題，其實內容相當簡單。由於每位患者都有堅定意志，想要治好自己的疾病，只要沒有「明知不好卻戒不掉」的強烈依賴心，絕對能順利改善飲食，我只需從旁觀察整個過程即可。

不過，如果我的功能只有這樣，那就跟動物園的營養師差不多，只要注重營養，調配動物的飼料即可。話說回來，動物不喝酒、不抽菸，也不喝咖啡，只有人類才有這些嗜好。換句話說，如果不關注依賴成癮與毒品等問題，就無法探討人類的飲食生活。飲食的世界錯綜複雜，但正因如此才有趣。

有一次我在知名牙科大學演講，當時我提到「每個人都有自己的嗜好，無論是酒類、香菸、和菓子饅頭、蛋糕、賭博還是女色……」接著又說：「有一位嚴厲禁止病患吃砂糖的牙科名醫，一邊責備吃和菓子饅頭的女患者，自己卻抽菸喝酒樣樣來，甚至還賭博。完全不沾菸酒賭的人，就一定有複雜的男女關係。這些全都是會令人上癮的『毒品』喔！」結果所有聽眾都表示，對我這段話印象最深刻，因為他們也認為確實如此。

每個人都有「小問題」。我希望讀者們在閱讀本書時都要先認清這一點，再找出與洋芋片和平共存的方法，才能避免洋芋片成為社會公害。不過，我認為最根本的因應對策就是「延後依賴成癮的年齡」。

順帶一提，先前提到的K小姐很開心地跟我說：「希望本書出版之後，能讓周遭朋友了解原來這個世界上還有『洋芋片成癮症』這種疾病！」坦白說，不管病名為何，讓患者知道「不是只有他一個人受苦，他的情形其實是生病了。」這個認知可以解除許多人的痛苦，從這一層意義來看，我也很希望本書能達成這個目的，讓更多人了解「洋芋片成癮症」。

最後，我要感謝與我分享洋芋片成癮的親身經驗，赤裸裸剖析自己的K小姐、N小姐與S先生。此外，我還要感謝幫忙審閱書稿的K醫生。謝謝各位。

二〇一〇年五月

幕內秀夫

國家圖書館出版品預行編目資料

為什麼一口接一口停不了？揭開零食成癮的真相／幕內秀夫著；
游韻馨譯. -- 一版. 臺北市：臉譜出版：
家庭傳媒城邦分公司發行, 2013.01
面； 公分. --（心靈養生; FJ2046）
譯自：ポテチを異常に食べる人たち
ISBN 978-986-235-231-1（平裝）
1. 飲食 2. 成癮
411.3 101028014

臉譜 心靈養生FJ2046

為什麼一口接一口停不了？揭開零食成癮的真相

ポテチを異常に食べる人たち

作　　者　幕內秀夫
翻　　譯　游韻馨
責任編輯　胡文瓊
封　　面　巫麗雪
行銷企劃　陳玫潾、陳彩玉、蔡宛玲

發 行 人　涂玉雲
出　　版　臉譜出版
城邦文化事業股份有限公司
台北市中山區民生東路二段141號5樓
電話：886-2-25007696　傳真：886-2-25001952
發　　行　英屬蓋曼群島商家庭傳媒股份有限公司城邦分公司
台北市中山區民生東路二段141號11樓
客服服務專線：886-2-25007718；25007719
24小時傳真專線：886-2-25001990；25001991
服務時間：週一至週五上午09:30-12:00；下午13:30-17:00
劃撥帳號：19863813　戶名：書虫股份有限公司
城邦花園網址：http://www.cite.com.tw
讀者服務信箱：service@readingclub.com.tw
香港發行所　城邦(香港)出版集團有限公司
香港灣仔駱克道193號東超商業中心1樓
電話：(852) 25086231　傳真：(852) 25789337
E-mail : hkcite@biznetvigator.com
馬新發行所　城邦(馬新)出版集團【Cite (M) Sdn. Bhd.】
41, Jalan Radin Anum, Bandar Baru Sri Petaling, 57000 Kuala Lumpur, Malaysia.
電話：(603) 90578822　傳真：(603) 90576622
E-mail：cite@cite.com.my
初版一刷　2013年1月

城邦讀書花園
www.cite.com.tw

ISBN 978-986-235-231-1

定價：280元

POTECHI WO IJÔ NI TABERU HITO TACHI